うつ病は「心の病気」ではない。だから絶対によくなる！

ある完全なる生還者の結論

村井哲之
Tetsuyuki Murai

PHPエディターズ・グループ

はじめに

「うつ病」になる前、この本の主人公である男について、地元の静岡の経済レポートに連載されている『交遊録』の執筆の順番が回ってきた株式会社大井川茶園 代表取締役 雪嶋直通氏は、以下のような紹介文を書いていた。

『きっかけは、東京の有力スーパーマーケットの社長との商談の席に、偶然ご一緒させて頂いた事から始まります。

今や、毎日のように、テレビ・新聞・雑誌・講演にひっぱりだこで、日本に世界に飛び回り、大活躍をして、環境関連のスポークスマンとして著書も十数冊に及びます。

太陽光エネルギー・節電・持続可能性、そして再生可能エネルギー等のキーワードにおいて、環境経営戦略総研社長 村井哲之さんの理論と考え方は、この分野の先駆者として、誰もが認めているところです。

そして、その裏付けたるものは、創造性・独自性の思考を基本として、誰にでもわかりやすく、多くの論客を論破できうるディベートも他を圧倒する迫力があり痛快です。また、環境という概念に、初めて具体的に経済効果を盛り込んで生産性を上げるシステムを体系化し構築したのは、村井さんに他なりません』

この本は、単刀直入に言えば、冒頭の評価を受けて輝ける人生を歩んでいた男が、ある日、突然、好むと好まざるとにかかわらず「うつ病」になり、七転八倒しながらもがき苦しむ中で、巷《ちまた》の〝うつは心の風邪〟といった風潮に実体験から甚だ強い疑問を抱き、二年半にわたり、欲という欲を全て奪い去った悪魔のような「うつ病」とがっぷり四つに組んで闘い、完全に勝利した極めてリアルな物語である。

男は、「うつ病」が**〝心〟の病気ではなく、〝身体〟の病気である**ことに気付くことで、それを成し遂げた。

男は、自分がそうであったように、「うつ病の迷宮」に迷い込み、出口を探し暗中模索するも見つからず、もはやそこから脱出する気力すら失いつつある人々がたくさんいることを知るに至った。

男は、ならばと、ひとりでも多くの人々に、自らがこれまで以上の輝きを取り戻した人生への帰還の過程で、あちこちの角に頭をぶつけては学びとった、「**うつ地獄から完全帰還するには……**」、「**二度とうつ病にならないためには……**」、そして、「**うつ病になる前以上に輝ける人生を手に入れるには……**」についての思いや考えを伝えるべく、業界の常識を吹っ飛ばす勢いで筆を執り、思いの丈を書き綴った。

今、「うつ病」で苦しくてたまらない人が手に取れば、必ず、明日からの〝行動〟が変わる。

周りに、「うつ病」で苦しんでいる人がいれば、すぐにでも手渡して欲しい。必ず、回復への確かな方向を指し示す〝灯《あかり》〟になる。

そして、男が辿り着いた答えは、

「うつ病」は、**身体の病気**だから、**絶対によくなる!!**
「うつ病」は、**身体の病気**だから、**これまで以上によくなる!!**

この二つであった。

うつ病は「心の病気」ではない。
だから絶対によくなる!

目次

第二章

「うつ病」は心の病気じゃない!! 身体の病気です!! だから……

第三章

決定的な転機となった「PEA濃度測定検査」との出会い!!

第四章

二度と「うつ病」にならないという自信のつけ方

第五章

「うつ病」の未来……一刻も早く科学的・客観的な診断体制づくりを

装丁　神長文夫＋松岡昌代

第一章

奈落の底に……
「優秀な経営者」と思っていた
自分が「うつ病」に

空港ロビーで崩れ落ちた私

「こんなはずではなかった……」

多くの人が行きかう福岡空港国内線ロビーのど真ん中、私は周囲に何憚《はばか》ることなく、そのまま床にへたり込み、不謹慎にも、「くそっ‼」と呟《つぶや》いた。

原因は、当時、もっとも信頼を寄せていた部下からの携帯への一本の緊急電話だった。

「社長、今月末に入金予定のパチンコホールからの二〇〇〇万円が最短でも一カ月遅れます。担当者の支払稟議の決裁が下りませんでした。今回の大震災の影響を受けた店舗が一部あって、そこでうちのサービスの開始が遅れていることが理由です」と。

その頃の毎月の経費の支払いは、八〇〇〇万円を優に超えており、月末に固く読んでいた二〇〇〇万円の入金予定が飛ぶなんて全くの想定外だった。

「そんなことは予測できただろう。なんでもっと早く、社長の私をお客様のところに連れて行かなかったんだ‼」

「こんなことが続くと、会社は倒産するぞ‼　お前、会社を潰す気か‼」

周りを気にすることなく、右手に握りしめた携帯電話に向かって恫喝《どうかつ》的に叫びながら、よろよろと立ち上がったことを今でも覚えている。

私は、背後に完全な後ろ盾の会長が控える、ある意味、絶対社長でもあった。

二〇一一年三月十一日午後二時四十六分、宮城県三陸沖を震源として起きた東日本大震災は、未曾有《みぞう》の被害をもたらした。マグニチュード九という途方もない数字、国内観測史上最大の津波、テレビに連日映し出される目を疑うような光景……。何もかもが現実とは思えない。

その時刻に私は浜松町にある世界貿易センタービルの三五階にいた。

上場を期待されて投資をしてもらっていたベンチャーキャピタルの責任者と、今後の事業展開に関して打ち合わせを終える直前の、その瞬間、会議室ごとビルの外に投げ出されるような感覚を味わった。恐怖の体験であった。

そして、そのままひび割れた非常用階段の側壁を見ながら一挙に一階まで駆け下り、歩いて麹町の会社まで帰った。

途中、JR新橋駅前の大型ビジョンで、仙台平野を荒れ狂い、地上にある全てのものを飲み込みながら駆け上る津波の映像を見た。見る人全てが驚きの声をあげていた。私も同様だった。

だがしかし、大変申し訳ないことにこの時点では心の中で、その災厄《わざわい》は私の身には直接的に降りかかって来るものではないと感じていた。

あまりにも非現実的すぎて、頭の整理がつかなかった。これは日本で起こっていることではないんじゃないかとまで思った。

自然の前に、人間とはなんとちっぽけなものなんだろう……。ある意味、対岸の火事のようにぼんやりとその映像を眺めていた。

会社に辿り着くまでに二時間を要した。

近くの九段会館の天井が崩落して死者が出たり、全交通機関がストップし、自社の社員の半数以上が帰宅困難者になったことで、やっと、地震の凄まじさを身近で実感した。

しかし、この後、東京ではなく、被災の現場を襲った津波のようなスピードと破壊力を持って、まさか自分の人生に最大限のマイナスの影響が出てくるとは……。

これまで絶好調だったビジネスであり、自らの身体と心がどす黒い大津波に飲み込まれ、翻弄されることになろうとは、少なくともその時点では全くもって想像ができなかった。

震災で一挙に崩れ去った珠玉のビジネスモデル

私は震災の四年前、東京で省エネルギーから出発し、行き着いたエネルギーマネジメントの事業、簡単に言えば、食品スーパーマーケットの電気代を最適にするこれまでになかった新たなビジネスモデルを考えつき、このモデルを核とした事業会社を十歳年上の会長と二人三脚で立ち上げていた。新たな事業会社は、震災直前には年商一五億円、社員数五〇名にまでになっていた。

その新規性や新たな価値（CO_2の削減）を持つビジネスモデルは、様々なところで評価を受け、大手監査法人が主催・運営をする〝アントレプレナー・オブ・ザ・イヤー〟の会社設立五年未満の部門では、その年の最優秀賞を受賞し、世界大会出場の一歩手前まで漕ぎつけた。

その他、当時ブームであった環境ビジネスやそれに関連した創造性のあるビジネスモデルに与えられる賞も数多く受賞し、私のプレゼンテーション能力の高さが相まっての結果だと巷《ちまた》では言われていた。

そうしたことから、日本の環境に配慮した経営を行っているエグゼクティブカンパニーのトップたちが丸の内の有名ホテルで月に一回集う朝食会に、ゲストスピーカーとして招かれ講演を行った時、それを聴いてくれた世界最大のコンサルティングファームの元日本法人代表は、自動車産業における「フォード生産方式」にも匹敵する画期的なビジネスモデルとまで、当時の自身の人気ブログに書いてくれた。

具体的に言うと、電力の消費状況のリアルタイムの「見える化（見せる化）」を行い、それに基づき現場で業務改善のＰＤＣＡ（Plan, Do, Check, Action）のサイクルを回し続ける活動であり、電気の「見える化」と人の「気づき」による〝意識改革〟を〝行動改善〟に結びつけ、電気使用量の最適化を図り、結果として電気代を大幅に削減する事業モデルである。

よりわかりやすく言うと、電力消費というこれまでは目に見えなかったものを、「いつ」「誰が」「どこで」「どのように」使っているかをリアルタイム（十五秒ごと）でわかるようにし、電気を使い過ぎたり、節電の目標数値を超過しそうになると「お知らせ（警告）」メールが飛んでいき、徹底して無駄な電力消費を抑え、コントロールする＝節電＝電気代の削減という構図になるものだ。

現在では当たり前のことかもしれないが、当時は、携帯電話の普及が急速に進んでいた頃で、従業員個々の携帯電話に、電気の使いすぎをメールで知らせて確実にそのことに気付かせ、節電活動を実行させる機能が創造的・画期的でもあり、高額な「省電力システム」に頼らない電気代削減の最先端ビジネスモデルとして、大いに注目されたのだ。

結果、震災前には日本の食品スーパーマーケット四五〇〇店舗、パチンコホール一〇〇

○店舗の合計五五○○店舗に導入され、すべからく一○～一五％の無駄な電気消費を抑え、その節電金額は年間累計で八○億円を優に超えていた。

このように、震災前までは事業はまさに順風満帆であった。「電気の世界に〝見える化〟の理論を持ち込んだのは私だ」との自負と、「それが世間に受け入れられた」との思いで、ピノキオ並みに鼻も高くなっていた。

だが、震災を機に、このビジネスモデルは全く機能（通用）しなくなっていく。

福島第一原発事故、それにともなう原発の全停止と電力供給能力の大幅な低下……。節電対策どころか通常の電力確保も難しくなった。

電力消費のもっとも大きな首都圏では、ブラックアウト（大規模停電）を防ぐため、計画停電まで準備・実行された。事ここに至っては省エネやCO_2削減などといった、のんきな問題は吹き飛んでしまった。

私の会社のマーケットは一瞬にして消えたのだ。まさに、事業を展開する場《ば》（マーケット）が、朝日覚めたらなくなっていた。

言ってしまえば、我が社が電力を〝見える化〟しなくても、「計画停電＝電気代の削減」「震災による電力不足＝電気を大切にする意識が従業員に一斉に芽生える」という流れになり、一瞬にしてビジネスモデルそのものが無用の長物になってしまったのだ。

当たり前だが、業績は坂道を転げ落ちるように急降下し、年商一〇億円すら超えることが絶望的な状況になった。

言葉は悪いが、呑気なお客様からの、「村井さんのところの商売はこれから大繁盛でしょう‼」との言葉を否定する気力すら失い、激しい資金繰りの日々に突入していった。

メインバンクの都市銀行に一億円の定期預金を凍結されたとの連絡が、間もなく経理担当の役員からもたらされた。覚悟はしていたが、いざそうなると、これまであふれんばかりに持っていた経営への自信が一挙に揺らいでいった。

這い出すことができない蟻地獄にいるような日々

全国から入ってくる商談が止まったり、営業の推進が難しくなったとの報告。

中でも一番堪《こた》えたのが、震災の直前に東北地区のお客様のひととおりの攻略に目途が付き、まさに納品作業の真っ只中であったことである。コストを掛けた営業の最大の成果である入金すらあてにできない状況は、ボディーブローのように経営の体力を削ぎ落していく。

先の出張先の福岡空港で私をへたり込ませた類《たぐい》の話は、その後、ひとつやふたつではなかった。

そのたびに私は現場に駆け付け、先方のトップに「まずは、最優先で復興を!!」と言って出方を待つしかなく、結果的には、その場で、「支払ってください!!」と言えたことはついぞなかった。

システムを納入した当の店舗ごと津波に流されているのだ。そこまでの図太い神経は持ち合わせてはいなかった。

これまで、営業で厳しい場面を迎えた際には、正月三が日（食品スーパーマーケットのトップや幹部は、最大の商戦日であるので出社をしていることから）であっても営業マン全員が手分けして全国に飛び、「この商談がまとまらなければ、来月資金が確実にショートする……」といった案件をどうにかまとめ上げ乗り切ってきた。

しかし、さすがにこの震災以降は、食品スーパーマーケット側も自らの商品の確保や被災した仲間のスーパーの支援に経営、現場ともに天手古舞《てんてこまい》で、電気代の削減など経営課題にすら上がってくることはなかった。

真に、開店休業、閑古鳥が鳴きまくっている状態。言うまでもなく、会社の資金繰りの悪化は加速度を増していくばかりだった。

「このままでは、本当にマズイ!!」社長である私だけの問題ではない。会社には社員がいる。そしてその社員たちには家族がある。ここでなんとか九回裏の逆転満塁本塁打級の起死回生の一打を打たなければ、皆が路頭に迷うことになる。一人、必死に、もがき苦しんだ。経営環境の実態は、野球にたとえるなら、まさに、三点差の九回裏、ツーアウト、ランナー無しの状況であった。

しかし、新たな逆転打を打つにはそれなりの資金と、それを使っての投資が必要となる。だが、業績が急速に悪化した会社にお金を貸してくれるところなどありはしない。

支援融資は金融機関に軒並み断られた。加えて、震災での国の支援を受けるにも、我が社にとっての震災による業績の急激な悪化は、〝風が吹けば桶屋が儲かる〟的な話であって、震災を業績の悪化に明確（直接的）に結びつける誰もが納得するロジックなど見つからない。焦燥感だけが私を苛《さいな》んだ。

優秀だと信じ、仕事をまかせてきた営業マンたちの活動にも、不安と不満をつのらせていった。

「こんな苦しい時とはいえ、いい結果がひとつぐらい出てもいいのではないか。ちゃんとやってくれているのか？」

社員たちへの「疑念」としか言いようのない思いが私の頭を支配し始めた。

だから、商談の規模を問わず、営業には自身も立ち会わずにはいられなくなり、時間と体力の許す限り同行した。朝一番に北海道、夕方には沖縄で営業をして日帰りといった強行軍の日すらあった。

今考えればこれも悪かったのだ。それまで通り、腹を括って部下を信じて任せればよかったのに、結局、営業の最前線でへとへとになるまで走りまわる営業マンにも、そして全ての現場を直接掌握しようと必死に飛び回る私にも、さらにプレッシャーがかかる日々が続いた。

一緒に働いていたメンバーが、一人また一人と経営のプレッシャーであり、結果としての上司からの全人格的労働の要求であり強要に耐え切れず、優秀だった順番に去って行く。経営者や上司に信用されていないとわかった部下が、以前と同じように身を粉《こ》にして会社のために頑張れるだろうか。

「そりゃあ、無理だ。経営者と社員を繋ぐものは雇用関係だが、そのベースにはお互いに〝骨は拾うし、拾ってもらえる〟との信頼感が欠かせない」

今ならそう思える。だが、当時の追い込まれた私にはそのことに気が付くすべもなかった。今日の売り上げを作ることに必死だった。震災という不可抗力的なものであっても、それを強く、強く恨んだ。

そうした暗いマイナスのエネルギーはいつしか社内に充満し、渦となり、大きな負のスパイラルとなっていった。

「なんでこんなことになったのか？」むろん、震災がきっかけだったことは明白だが、必死に仕事をしても、そこから這い上がることもできず、もがけばもがくほど、どんどんと奈落の底に落ちていく。まるで、巨大な底知れぬ深い蟻地獄にいるような暗澹《あんたん》たる気分だった。

壊れていく「仕事人間」の私

私は都心にある、自宅のベッドから会社の机まで徒歩三分のところに洒落《しゃれ》たマンションを借りて住んでいた。それは、「仕事人間」としてのステータスでもあった。

自宅は埼玉県にあるのだが、会社との往復に割《さ》く二時間半が惜しく、家を離れて家族とは別居生活を送っていたのだ。

周囲があきれるほどの「仕事人間」だったし、趣味を聞かれたら、間髪を容れず「仕事です!!」と答えるくらい、それは自他ともに認める私のエネルギーの源であり、生きがいでもあった。

その私が「仕事」に翻弄されている。いいようのない倦怠《けんたい》感に包まれていた。帰宅してからも延々と、あろうはずのない〝乾坤一擲〟の現状打開策を考え続けるのだが答えは出ない。

営業の進捗状況が気になって、深夜にもかかわらずメンバーへメールで指示を出す。会社の急成長期には、営業マンから送られてきたお客様への契約を促す手紙文やアポイントのお願い文を私が深夜二時に赤入れ（加筆・修正）し、原文の二倍以上の文章量になったそれを営業マンに送り返す。そして、午前八時前に「修正して、朝一番にお客様に送ったか‼」との確認のメールをする。結果、アポイントが取れたり、大きな受注に結び付く。営業マンも「勉強になりました‼　やはり、決め手は、社長の言う、クイックレスポンスとお客様を幸せにしたいとの熱い思いですね」と感謝の言葉を伝えてくる。

当時は、営業力を持った会社が少ない環境ビジネスの業界では、最も営業力を持った会社のひとつとの評価を得ていた。

しかし、事ここに至っては、上場推進の責任部署から「社長、二十時から午前八時までの部下へのメールは絶対にしないでください。それでなくても、営業マンは疲弊をしています。現場からクレームがたくさん来ています」そう言われる始末だった。

部下へのメールもできないまま、また、業績回復への起死回生の打開策も見いだせないまま、部下だけでなく、動いてくれない後ろ盾である会長への不信感を募らせながら、午前二時頃にようやくベッドに入ってもかえって目はさえ渡り、繰り返し、繰り返し、あてどない考えを巡らせる。寝返りを何度もうってはそのたびに時計を見る。

「早く寝なければ……」と気だけが焦るうちに、ようやく何時間かの浅い眠りが訪れる。

気が付くともう出社時間が迫っている。私はそれまで、朝は社内で一番にデスクにつくことを身上としてきたのだが、だんだんベッドから出るのが辛くなり、ギリギリで出社、ひどい時は、こんなに近いのに定時に会社へ行けないという状態になっていた。とにかく身体がだるいのである。

先が見えなくなった時は、「現場で〝素振り〟を繰り返していれば、必ず答えは見えてくる‼」と、以前、ある経営者から言われたことがある。そんなことはわかっている。ちゃんと私だって理解している。

若い頃からいくつかの会社に勤め、常に営業の幹部として経営側の立場でいた私にとって、「現場主義」の言葉は身に染みついていたし、〝当たり前のことを馬鹿になってやり続ける〟ことで、様々な苦しい局面を乗り切ってきた。

本当に、辛い時もあった。頭から血が出るんじゃないかと思えるほど考えたこともあった。それでも乗り越えてきた。しかし、今回だけは、「いつまでこんな状態が続くのだろうか……」と、気力も体力も萎《な》え、とうとう考えることすら億劫《おっくう》になっていった。

死ぬのは怖い、逃げるのはプライドが許さない

ある日、顧客を訪ねた帰りのことだった。京浜東北線の駅のプラットフォームで電車を待っていた。

電車が来るから白線の内側に下がってくださいというアナウンスが聞こえた時、「このまま、線路に飛び込んでしまえば……」と、足がよろよろと線路に向かって動き出す、死への衝動にかられた。「これで楽になれる……」もう、二、三歩進めばそれで……。

「ダメだ、それだけはいけない!!」なんとか歯をくいしばってその場に踏みとどまった。

「今、自分は自殺を考えたのか?」「いや、まだ……まだ死にたくない!!」自分のどこかに、「死」は怖いという感情が残っている。一方で、その裏に、怖いけれども「無」になりたいという誘惑がある。

「死んでしまえば楽になるじゃないか!!」

しかし、ほかに楽になるすべはないのか?

「そうだ、いっそ全てを放り出して経営の現場から逃げよう!!」

「いやいや、そんなみっともないこと、できるはずが……」今の苦しい状況から逃げることは「経営者失格」の烙印を自ら押すようなものだ。

これまで偉そうに部下や投資家に事業の夢を熱く語り、メンバーを強くモチベートし、明確な指示をバンバン出ししてきた経営者として、「逃げる」ということはプライドが全くもって許さなかった。経営者はぶれることなく、身も心も強くあらねばならない。常に先陣を切って、〝我こそは〟の気概と姿勢で仕事に臨んでいた。「お客様を幸せにするのが我々の仕事だ‼」と自信を持って周りに言い切り、営業マンの評価基準もこれ一本でやってきた。

社員たちの行動の規範となれるよう、後ろは振り返らず突っ走ってきたのだ。そうした経営者のスタイルを仕事に全身全霊を注ぐことで体現してきた私に、現場から逃げることなどできない。

私にとっては「逃げる」は「死ぬ」よりも不名誉なことなのだ。死ぬことも逃げることも不可能な私に残された手段は、〝これ以上、頑張れない〟ことを論理的に証明することしかなかった。

自分のこうした精神状態に、なんらかの正式な〝病名〟をつけることで、経営者のプライドを保とうと考えた。「病気なら仕方ない」と自分も周囲も納得させられる。戦線離脱の明確な理由づけが必要だったのだ。

身体に起きた恐ろしい異変の数々

この頃のこうした私の不安定さの原因は、震災を契機とした業績不振であり、事業を立て直す方策がどうあがいても見つからないことへの不安が引き金となり、経営者としてのプライドの高さが相まって引き起こされたものであった。

さすがに、「死」を意識するまでになるとは思わなかったが、今考えると危ない兆候は随所にあった。

当時、私には経済産業省の「電力需給調整委員会」へ参考人として出席するという大事な仕事があった。エネルギーマネジメント業界の第一人者として認められていたのだ。

かなりの緊張を強いられる会合だが、以前なら堂々とこなしていた。現場でたたきあげた自らの確たる意見を常に持ち、反論されたら、それが大学の教授であろうと大手電力会社の幹部であろうと、やり込めるだけの自信もあったし、実際にそうしてきた。

ある日の会合で、私に「意識改革による省電力の可能性について」の発表の順番が回ってくる直前だった。突然、激しい動悸に襲われ、同時に足の震えが止まらなくなった。「なんだ？　この不安感であり強迫観念は!!　このまま死ぬんじゃないか!?」得体のしれない恐怖にかられ、どうにもその場から逃げ出したくなった。

生中継の動画の撮影中で離席することはできないのに、この場にいることが心底耐えがたいのだ。すぐにでも外へ出たいという衝動が爆発しそうだった。拳を握りしめてなんとかじっと我慢をした。その間にも著名な大学教授の発言が隣で続いていた。

「こんな現場を知らない頭でっかちの言っていることになんの意味があるんだ‼」「早くやめろ‼」とどなりつけたい衝動が繰り返し繰り返し襲ってくる。

いつもならそんなことを考えたこともない。質問を振られても何かしら気のきいた答えができるよう、結構きちんと他の発言者の意見を聞いていたが、その時は違った。

今にして思えば、典型的な「パニック発作」であるが、その時点では、そうとは知らないから、突然の身体の異変が余計に恐ろしく感じられた。

ここに至って、「何かとんでもないことが自分の身体であり心の中に起こっているのではないか?」そんな不安が胸の中で巨大化していった。

相変わらず不安定な精神状態と眠れない毎日が続いていたので、「これはさすがにまずい」と考え、翌日、掛かり付けの内科医を訪れた。

「極度に疲れが溜まっているのでしょう。まずは睡眠をしっかりとってください」と診断をされ、「安定剤」を処方された。

寝る前に飲むようにと指示をされたが服用しても眠れない、眠った感覚がないのだ。だから毎日頭がボーッとしていた。朝早い時間の自らが議長を務める会議でも居眠りをしてしまうことが何度かあった。

こうした身体であり精神状態でも、仕事をやり切らなくては……という使命感はまだ充分に残っていた。「最後は、会長と二人だけになっても、なんとかして会社であり、事業の立て直しをするんだ‼」そう思い、崖っ淵で踏ん張るような気持ちで仕事を続けていた。

次々に身体を襲う異常な症状

次の異変は、台湾出張中に起こった。数社の顧客とともに、台湾の太陽光発電所やパネル製造工場を視察に行った。

日中はツアーの主催者としての責任から緊張感もあり、そつなくこなしたと自分でも思う。

夜になって、お客様をナイトツアーに送り出し、私はマッサージを受けるために一人、ホテルに残った。

以前から、フル活動、全力投球の一日を終えると、会社の近くでマッサージを受けることが多かった。鉛のように重くなった身体に九十分の施術を施すとかなりすっきりして身体だけでなく心まで軽くなる。「明日も頑張るぞ!!」という気力が湧いてきた。

この夜もくたびれた身体をほぐすためにホテルの部屋でマッサージをしてもらっていた。ところが、三十分を過ぎた頃からベッドでのうつぶせの体勢が苦しくなり、受け入れがたいほどの苦痛へと変わっていったのだ。

「なんで俺はこんな苦しい格好でいるんだ?」胸の奥がざわざわするような心持ちで、気分が悪い。姿勢を変えてもそれは変わらない。結局、施術が終わっても身体が軽くなる感覚は一切なかった。かえって、身体と心の重さを再認識したような感じだった。心身のリセットに使っていたマッサージも、もはや効かない身体になってしまっていた。

異変はこれだけではなかった。台湾から帰国し、自宅のバスルームで自らの身体を見て驚愕した。鏡には、真っ赤な発疹《ほっしん》が体中に広がっている自らの後ろ姿が映っていた。

確かに、出張している間も脇や胸のあたりが「痒い」と感じていたが、気候の違う場所にしばらくいたので、その暑さのせいだと思っていた。「発疹だけじゃない。身体全体が腫れている!!」こんな体験は初めてで、焦るよりもぞっとした。

慣れない海外に気を遣うお客様を連れて行き、その緊張感から疲れた身体で抵抗力が弱っていた結果と思っていたのに、何かとんでもない病気なのではないか?

その夜は眠れない時間を過ごし、朝一番で再び掛かり付け医の元に駆け込んだ。

幸いにも、発疹は抗生物質が効いて二日間できれいに治まった。ついでにと言ってはなんだが、以前出された「安定剤」では、眠ることができていないと告げると、今度は軽い「睡眠薬」を処方してくれた。

「企業の社長や幹部の多くは安定剤や睡眠薬を普通に飲んでいますよ。日中、忙しくて、精神が高ぶっているから、就寝時になってもその高ぶりが収まらないのでしょう。私も飲んでいますし、軽い薬です」「これで眠れますから、疲れもとれ、しばらくすれば、身体は元に戻りますよ」

その言葉に、それなりの安堵感を覚え、私は「睡眠薬」を常用するようになった。

もしかして「うつ病」ではないか

ちょうど、正月休みが近かった。

仕事を忘れて故郷である山口県岩国市の実家でのんびりしたら、もしかするとこの状態がよくなるのではないかという期待感もあり、久しぶりに帰省をした。

だが、やはりだめだった。

帰省すれば欠かしたことのない先祖の墓参りも、とにかくめんどうに感じた。外に出ることもなく一日中リビングのソファーに寝そべり、何をするでもなくその日を過ごす。だるくて身体を動かす気にもならないし、心はざわついている。

用意された色とりどりのおせち料理やお酒にも食指は全く動かず、そうした自らの姿にかえって自分のふがいなさを再認識し落ち込んだ。

ビジネス人生の仕上げの時期である五十歳過ぎにもなって、俺はいったい何をしているのかとの悔しさで泣きそうになっても身体は一向に言うことを聞かない。

「こんなことなら、まだ一人でいた方がいいかもしれない」

一月二日、予定を切り上げて私は都内のマンションへと戻った。

残りの正月休みを一人で過ごし、明日は初出社という夜……。あれだけ好きだった会社に、「行きたくないなあ……」とため息をついていた。

長期の休みを終えて、「明日から会社だ。めんどうだな、行きたくないな」と思うことは誰しもある。おそらく、世界中のサラリーマンが皆そう思っているだろう。そう考えても、ちゃんと朝にはいつもの時間に起き、出社して仕事をする。それが社会人だ。

私だってサラリーマン時代は休みが楽しければ楽しいほど、「また明日から仕事か!!」と思ったことがなかったわけではない。

だが、仕事をして対価を得なければ趣味や遊びだってできない。また、頑張ったほど収入が増え、趣味や遊びに割けるお金も時間も増えてくる。だから会社に行くし、もともと仕事が嫌いではない。

むしろ、誰よりも仕事をしたい私にとっては、「会社に行きたくない」と思うこと自体、かなりの異常事態なのだ。

当然、その夜も眠れず朝を迎えた。

ぼんやりした頭と不安な気持ちを抱えたまま出社し、会社の幹部皆で近くの神社で初詣を終えた。そして、その足で再び掛かり付け医のところへ向かった。三度目であった。

この頃から、「もしかして、自分は『うつ病』ではないか？」と思い始めていた。しかし、一方で、そう思えば思うほど、それを認めたくはなかった。正確には、認められない立場にあった。

これまで、経営者として社員の先頭に立ち、「後ろは振り返らない‼」「俺のスピードについてくることができる奴だけ会社に残ればいい‼」と公言し、お客様の収益に貢献することを第一義に、難しい局面を何度も獅子奮迅の働きで乗り越え、会社を大きくしてきた。名だたるベンチャーキャピタルから出資を受け、上場準備にも入っていた。

確かに震災以降、経営は大変だが、それは私だけではない。今この時期は日本中の企業が大変であり、皆が黙々と必死に頑張っている。

失礼な話だが、それまで私にとって「うつ病」とはメンタルの弱い人がかかる〝心《こころ》〟の病気であり、私には絶対に起こり得ない、全くもって縁遠い〝病《やまい》〟だと考えていた。

自分は精神的に強いとも自負していた。今までの経営の実績を見てくれ、ここまでやってきた私が弱いなんて誰にも言わせない。そう思ってもいた。

だからこそ自分が「うつ病」になってしまったとは決して認めたくなかったし、認めることは到底できなかった。

軽い「うつ病」ですよ

気の許せる知人に自分の異変を相談すると、「男の更年期障害じゃないか?」という答えが返ってきた。

「僕も五十五歳の頃に、ちょっと精神的に不安定というか体調不良というか、そんな感じになってね」「検査したら更年期障害と言われたよ。女性だけでなく、男性にも更年期はあるんだよ。特に男性は職場を中心とした環境に左右されてなるらしい」

確かにネットなどで調べてみると、女性は閉経前後十年ほどの間にホルモンバランスが崩れて、「更年期障害」になる人が多いが、男性は、身の回りの状況（たとえば、新しい職場での人間関係）などといった環境変化によって、早い人では三十代から症状が出るそうだ。

経営トップが診断されるなら「うつ病」より、「更年期障害」の方が遥かにいいと思ったし、ネットの記事には、ホルモン注射をすれば短期間で克服できると書いてあったから、なおさらである。

私は、すぐに、くだんの掛かり付け医にホルモンバランスを調べるための血液検査をお願いした。

すると先生は、「そうじゃないと思うよ。村井さんはこれまでの溜まりに溜まった肉体的、精神的疲労が一気に噴き出た結果の軽い『うつ病』じゃないかな。まあ、とりあえずホルモンバランスを診るための血液検査はしておくけど……」

少し不本意そうな顔でそう言われたが、ともかく検査の結果を待つことにした。正直、「更年期障害」であることを強く願った。

数日後、検査結果が出たとの連絡をもらい、私は急いで先生を訪ねた。

「ホルモンバランスの異常はなかったですよ。更年期障害ではないです」

「そうですか」

「僕には村井さんの今の状態がよくわかります。自分も過去に『うつ病』を患っていて、大変辛かった時期があるから」「村井さんの場合もやっぱり軽い『うつ病』だと思います。今は良い『抗うつ剤』があるから少し出します。これを飲むと、気分が上向いて楽になるから、ためしに飲んでみてください」

「更年期障害」ではなく「うつ病」だったということに正直、落胆はあったものの、医師という資格取得者としての先生の回復への自信ありげな口調と、「軽い」という言葉に、あまり深刻な状況ではないのではないかと勝手に思った。いや、正確には、思いたかったのかもしれない。

おおっぴらに人に言える〝病名〟ではないが、ハッキリと名前がついただけで少しほっとしたような、おかしなというか不思議な気持ちだった。

それに、医師自身が「うつ病」経験者であり、しかも、そこから帰還し、今はちゃんと目の前の私を診察して治そうとしてくれている。それも、自信を持って!!

ならば、「うつ病」であっても集中して治療を施せば、仕事にも短期間で復帰ができるのではないか……。そんなに深刻な事態ではないのでは……。

「村井さんの場合は、毎日の緊張がとれないことで脳が睡眠中も休めずにセロトニンの分泌がかなり不足しています。この『抗うつ剤』はそれを増やす効果があります。ある程度続けて飲んで、薬が体に蓄積されないと効果は出てこないけれど、二週間もすれば気分が確実に上向いてきますよ!!」

説明を受けて、「二週間」と期限が区切られたことに、また安堵した。

「これでよくなる。これまでの状態を考えれば二週間なんてあっという間だ」

あとで気付くことになるのだが、私は完全に間違っていた。掛かり付け医はあくまでも気分が上向くと言ったのであり、「うつ病」が短期間で治ると言ったのではなかったのだ。

まさに私は、そこのところを大きく勘違いをしてしまっていた。この、最初におかした間違いが後々、「うつ病」からの完全なる帰還に大変大きなマイナスの影響を及ぼすことになる。

早期回復・完治への「焦り」から、最初にボタンの掛け違いをしてしまったことを今でも本当に後悔している。

「抗うつ剤」なんか飲んじゃだめです!!

私は、すぐに会社で契約社員として秘書をしてもらっている女性に電話をした。

社内では最も身近で仕事をしてもらっていたので、早くから私の異変に気付き、大変、心配をしてくれていた。また、驚くくらいの医療、特に薬の知識を持っていたからである。

掛かり付け医も、それなりの規模の会社を経営している彼女の一族がずっとお世話になってきた、おそらく日本で一番テナント料が高いであろう有名な超一流ホテルに構えているクリニックであった。

「よかったよ。これで治るよ」と言って、私は薬の名前を彼女に告げた。

すると彼女は、「今言った名前の『抗うつ剤』はどうしても飲まなくちゃいけないんですか⁉」と想定外のことを言ってきた。

「え？」

「それを飲んじゃだめです。すぐにネットでその薬のことを調べてください。多くの場合、依存症になって、一生、その薬から抜け出せなくなります」

「絶対に今すぐには、それを飲む決断をしないでください‼」

彼女は、自身の経験からも、こうした「抗うつ剤」には特に詳しいという。

せっかく治る見込みが立ったと思ったのに、「飲まないで‼」と言われ、正直、大きく混乱し、暗然たる気持ちになった。

言うまでもなく、私自身は、薬を飲んで一刻も早く元の自分に戻りたかった。

しかし、彼女は創業当時から私の秘書を務めてくれており、私の日常や性格を知り尽くしていればこそ、私がどんどん薬を飲んでこれまでにも増して無理に仕事をし、やがては依存症になってしまうことの方が、恐ろしい結果になると考えてくれたのだ。

彼女はもともと、会長のビジネスパートナーであり、会長とは私以上に付き合いも深く長かったことから、このことをすぐに会長に話してくれた。

結果、会長の指示で、私からの委任状を持って二人で掛かり付け医のところへ話を聞きに行ってくれた。

「本当に、この『抗うつ剤』が私に必要なものなのか？」

「ほかに治療法はないのか？」

「この薬しかない場合、依存症にはならないのか？」

結局、「量も少ないし、今はこの薬の依存症はほぼなくなっています。飲まずにこのまま放っておいたら村井さんは自殺する可能性だってあります。そうなったらあなた方お二人に責任はとれますか？」

医師の毅然とした言葉を聞いて、二人も納得をして帰ってきた。

「村井さん、薬は飲んで大丈夫です」

帰社後こう言われたものの、彼女の「ネットで調べてください」という言葉も大変気になり、自分で必死になって調べてみた。ネットでの情報収集はお手のものである。

驚いたことに、この「抗うつ剤」を調べれば調べるほど、いいことは書かれていなかった。むしろ、マイナスの情報ばかりが目に付く。今更ながら、大きく動揺をした。

確かに、心療内科のクリニックや病院のサイトには、
・最低でも一週間から二週間、続けて飲まなければ効果は出ない。
・吐き気や眠気などの副作用があるが、辛くとも、しばらくはがまんすること。
とある。

だが、実際にこの「抗うつ剤」を服用した多くの方々の体験談には、

「断抗うつ剤時の自殺率が高い」

「友達が抗うつ剤を減らす段階で自殺した」

などと書かれている。それも、一件二件の話ではない。

まとめサイトもあった。そこには、「依存」「後遺症」「自殺」……などの文字がたくさん躍っていた。いったい誰の言っている何を信用したらいいのか？

今から振り返ると、考えることにだるさを感じ、判断力・決断力も徐々に鈍り始めていた時期でもあり、混乱したし、なんだか気味悪くなっていた。薬を飲もうと思っては止める日々が続いた。

恐ろしいことに、その決断をする気力すら失せつつあった。

やはり薬を飲むしかない!!

そんな時、ふと思い付いた。

「一週間、仕事から全く離れて海外のリゾート地でのんびりしてみよう」

それで状態が変わらず、今のままだったら、「抗うつ剤」のお世話になろう。

私はそう決心し、まずは、「抗うつ剤」の入った袋を開けずにおいた。

二月に入り、私は一週間の予定でグアムへと旅立った。

グアムは私が社会人一年目の時、初めての海外旅行で訪れた思い出の地であった。コバルトブルーに輝く海を見て、「これが海外のリゾートというものなのか!!」と感動したものだ。

ところが、今回はまったく心が動かない。

確かに「海が綺麗だ!!」とは思う。だが、感情を揺さぶるほどではない。単純に「目の前に海がある」という感じの風景だけが目には映っている。

高層階のホテルのベランダでも同じような感覚だった。私は高所恐怖症だから、地上二

○階というような高さから外を眺めれば、いつもなら足がすくむし震えがくる。股間もスーッとなる。
ところが、今回は二〇階のバルコニーから身体を乗り出して下を見ても何も感じない。恐怖心も湧いてこない。自分の感覚、そして五感の全てが鈍く重苦しく、それらの負のオーラが全身を覆っている。

「もうだめだ。やはり『抗うつ剤』を飲もう!!」

私は帰国後に、処方された「抗うつ剤」を飲む決心をした。

「大丈夫、副作用があるのはどんな薬だって同じことだし、先生は二週間も飲めばよくなると言っていた。私はこんなことで立ち止まってはいられないんだ。早く良くなって、以前のように経営の最前線でバリバリと動き回らなければ皆に迷惑をかけてしまう」

自分にそう言い聞かせ、この「抗うつ剤」の効果を信じることにした。

薬にかけたのだ。

〝軽い〟「うつ病」から〝普通〟の「うつ病」へ

「二週間も服用すれば大丈夫でしょうが、まず一週間、様子を見てください。初めての

『抗うつ剤』ですから、そのくらいで薬が体内に蓄積され始め、効果が出てくると思います」

掛かり付けの医師からそう言われて薬を飲み始め一週間がたった。だが、何も変わらない。むしろ、効果が出ないことに焦りを感じ、さらに気分が落ち込んだ。

二週間服用。やはり変わらない。私は怖くなってきた。

なぜ効かない？　二週間きちんと服用したのに⁉　手持ちの薬を飲み切り、先生を訪ねた。

「どうですか、気分は」

「全く上がってこないです。何も変わりません」

すると先生は、「村井さんは、普通の『うつ病』ですね」と言う。病気に「普通」なんてあるのか？

「この前は軽い『うつ病』だと言ったじゃないですか‼　重いんですか⁉」私は動揺を隠せなかった。

「重くも軽くもない、〝普通〟の『うつ病』です」

普通の「うつ病」ってなんだよ‼　二週間すれば治るんじゃなかったのかよ‼　口には出さなかったが、心の中で悪態をついた。

これまでの診察では、たとえ「うつ病」だとしても、「軽い」だの「二週間」だのという単語がついており、正直なところ、私は短期間での〝病《やまい》〟からの復帰に大きく期待をしていた。

本当は「うつ病」ではなく、疲労からくる寝不足や経営者として第一線を走り続けてきた極度の緊張感が重なって、一気に心身がダメージを受けただけだとも思いたかった。だからちょっとした休暇と薬で、また復帰できると考えていた。

先に述べた、医師の言葉を勘違いしていたことが、私の焦りと不安を増幅させたことは間違いない。こうなると、さらに悪い循環にはまっていく。

経営者仲間のあいだで、社員が「うつ病」になったら、労働問題に発展してもめることが多く大変だと聞いたことを思い出したりした。

そうした話を受けて、私自身が「うつ病」はストレス耐性が弱い人間がなるものだと思い込んでいたので、会社の創業当時にはしばらくの間、ストレスに対する強さを数字で示すテストの結果を採用基準のひとつにしていた。

このテストは自分でもやってみた。私の診断結果は社内でダントツの「ストレスに強い!!」というものだった。

自慢ではないが、それまで経営者として様々な難関に立ち向かってここまで生きてきた。仕事そのものが好きだったし、好きだからこそ、この分野では誰にも負けたくないという気持ちでやり切ってきた。毎日が全力投球だった。

社員には常々、「九イニングを抑えられる剛腕ピッチャーとホームランを量産できる四番バッターの両方の役割を一人でこなせる私のようなスーパーマンがいれば、ベンチャーの世界は勝ち抜ける」「上場も可能だ!!」「だから、こうした社員を二人、三人と増やしたい!!」と言ってきた。

そんな自分が正真正銘の「うつ病」と宣告されたのだ。この時のショックは言葉では言い表せない。

「『抗うつ剤』を増やしましょう。たぶん、よくなりますよ」

「それから、何か心底打ち込める趣味を持ってください」

「僕は、サーフィンを始めたことで、『うつ病』を克服できました」

「たぶん」って……。

今更、趣味を持つ気力などあろうはずがないし、これまで趣味は「仕事」だったのに、先生には常々そう言ってきたのに、何を今更……。

先生の言葉に対して、ついに、極めて強い不信感を持つに至った。

薬を増やすと言うが、それで今度は本当によくなるのか？　ネットにあふれていた〝依存症〟に至ることは本当にないのか？　再び不安が大きくなった状態であったが、既に薬は飲み始めており、私には先生の言う通りにするよりほかに選択肢はなかった。

その頃の私の症状は、さらに悪化していた。

とにかく食欲がない。

これまで昼食は、毎日夜遅くまで働いていたので大事な一日を乗り切るエネルギー源であり、かなりしっかりと食べていた。しかし、全く食べる気がしない。食べたいものがないのだ。

すると力が入らないから、夜遅く仕事を終えての自宅までのわずかな距離の帰路でさえ、歩いて帰るのが嫌になる。

体力も極端に落ち始めていた。タクシーを拾う距離では全くないので、濡れ雑巾のような身体を引きずりながら毎日マンションに帰った。後で振り返ると、いつもの倍以上の時間がかかっていたかもしれない。

週末を迎えても、全身が鉛のように重くてだるい。ベッドからも起き上がれない。気分転換に外に出る気に全くもってならない。とにかく何をするにも億劫《おっくう》なのだ。

なんとかしなくてはと考えて、身体だけでもほぐしてもらおうとマッサージに行くが、効果は全くない。以前なら、施術を終えると筋肉が解き放たれて細胞のひとつひとつが蘇るような感覚になったのに、そんなことが遥か昔のように思えた。

結局、また「抗うつ剤」を処方してもらい、調剤薬局で高くて大量の薬を買って帰途についた。

ショック！　専門医に回された

薬を増やして二週間。全く症状は変わらない。食欲もなく、睡眠も満足にとれず、しかし、出社しなくてはならない。気力だけで会社に到着するのが精一杯だった。とても仕事までは……。

またこんな時に限って、会社では取引先とのトラブルが多発していた。解決まで長引きそうな案件が数多くあった。

悪いことは重なるものである。ますます気持ちは重くなり、経営者として会社を運営していく自信も気力も、この時点ではすっかり失っていた。

それから一カ月後。薬の効果は全く自覚できない。再び掛かり付け医を訪ねた。

「全く変わらないんですが……」

「どうにかしてください‼」と叫びたいくらいだった。

すると先生は、「そうですか。村井さんはきちんとした治療を受けた方がいいですね。良い先生を紹介しますので、専門の精神科の医師にかかってください」。

「専門の医師⁉」

ということは、掛かり付け医の手に余る状態なのか。少なからずショックを受けた。

専門医にかかる前に、私は自分の今ある状況を整理してみた。

これは、ビジネス書の名著、デール・カーネギーの『道は開ける』にも紹介されている、「自分が置かれている現実を理解すること。そして、最悪の場合どうなるかを予測すること。この二つによって、悩みや不安に対する覚悟を持ち、対策を案出する」という方法である。

私の「不安」材料は、震災による会社の極度の業績不振、それに対しての打開策が見つからないこと、加えて自らの将来についてだった。

今、会社の苦境を乗り越えないと、会社の代表として会社と一体化している以上、個人としての自分も生き残れない。

どうにもならなくなって会社がつぶれれば、自己破産することになるだろうが、そうなれば個人としての社会的信用が低下というか無くなり、年齢面からも再起は難しくなる。特に日本では。

早急に売り上げを、少なくとも元に戻し、資金繰りの問題を解決しなければならないが、現状ではどう考えても無理だ。かといって、新規事業を始めるにも資金的に厳しいし、すぐには売り上げも上がらない。

「どうしよう……」「考えても、考えても、打つ手が見つからない……」不安がどんどん大きくなって、私を押しつぶそうとする。

「負け犬」と呼ばれる恐怖

はっきりと「うつ病」と告げられ、専門医を紹介された頃、心理状態に変化が現れた。わずかではあるがいい方向の変化である。

これだけ探っても、現段階では、会社再建の起死回生策は見つからない。これ以上考えていても「うつ病」が悪化するだけで、もしかすると私個人の人生そのものが終わりを迎えるかもしれない。一度は京浜東北線に飛び込もうとしたくらいなのだから。

会社の業績と自分の命、二つを同時に最善に導くのは今の私には難しい。ならば、自分のことを最優先に考えるべきではないのか。そう思い始めた時、目の前の資金繰りに少しだけだが目途がたった。

もちろん、再建へ向けての起死回生策ではなく、充分とは言い難いものではあったが、社員に嘘をついてまで取り組んでもらった対策が期待の八割方機能し、半年間程度の資金繰りに目途がつき始めていた。

正確には、半年間の時間的な猶予ができただけではあるが、その間、新たな施策や事業が成果を上げれば業績の回復の可能性が出てきたのだ。本当に首の皮一枚繋がったくらいの状態だが、明日、会社が倒産するということだけはなくなった。

「よし、この機会に、会社の今のポジションから離れよう」「人にどう言われようが、撤退あるのみだ!!」「死んだら全てが終わる……」そう決心した。

決心したのはいいが、今度は別の不安が頭を擡《もた》げてくる。会社を完全に離れて長期療養すれば、本当に心身ともによくなるだろうか。回復しなかったら仕事もできないし、収入も途絶える。家族を養うこともできない。

それ以上に、周りはどう思うだろうか。今まで自分が一人で会社をひっぱってきたという自負のもと、対外的にもそうした顔でここまで来た。常に高い要望を突きつけ続けてきた社員はどう思うだろう？　信じてサービスを導入してくれたお客様は？　上場を期待させて投資に導いたベンチャーキャピタルは？　共同経営者の会長は？　……

「『負け犬』と呼ばれるのではないか?」

この期に及んでまでと思うかもしれないが、一旦、成功者と見られた者にとって、失敗したみっともない自らの姿を世にさらすことほどの恐怖はない。お金がなくなる云々の問題ではない。あわれみの目で見られるのが嫌で死を選んだ経営者は企業規模を問わず数知れずいたはずだ!!

黒いドロドロの塊のような暗く大きな不安感が、さらに大きくなって心に重くのしかかってきた。

数日後、掛かり付け医から紹介された山手線内の精神科の専門医を受診した。返ってくる答えは同じで、普通の「うつ病」ということだった。

私の「現状から逃げたい」気持ちは心の中で満杯になり、警戒水位を大きく超えた。もう、仕事のことも、お金のことも、事業を取り巻く様々なステークホルダーのことも、何も考えたくない。誰もいないところへ行きたかった。

「先生、苦しいです。このままでは自殺をしそうです」

「今すぐに、どこかに入院できませんか!!」と聞くというか嘆願をした。

「すぐに紹介できるところは、ここと、ここかな」二つであった。

示された施設は、一方は安価だが、まさに窓に鉄格子がはまっているような病院で、もう一つは個室なので入院費も高額にはなるが、パンフレットを見る限りリゾートマンションのような療養施設で、経営母体も在籍する医師たちもしっかりしている感じが強くした。自由度も高そうだった。

もちろん、ホテルのような施設へのすぐの入院を強く要望した。

幸運なことに人気の施設ではあったが、たまたま一室がこのタイミングで空いており、三カ月の入院がすぐにできることになった。

とにかく、入院をしたく、普通の「うつ病」ではなく、ひどい「うつ病」と診断をされるように、問診票を使ってのテストでは、死についての反復思考、自殺念慮、自殺企図について、「いつもある」に○をしたことを今でも鮮明に覚えている。

とにかく、「うつ病」となった以上、私にとってはすぐにでも入院をしなくてはならなかったのである。

「『うつ病』で入院する」とは言えず……

五月、大型連休明けの最初の月曜日。朝から激しく雨が降っていた。私はリュックサックとキャリーバッグにはち切れんばかりの衣類を詰め込んだ。三カ月の入院に必要なものだ。

この作業に二日間もかかってしまった。だるくて何もしたくなかったのだが、他人に頼めることではないので、なんとか一人でかなりの時間をかけてパッキングをした。

これを持ってまず出社、そして午前八時から始まった朝礼で、これから入院すること、必ず帰ってくるとの思いを全社員に告げた。

「ちょっと頑張りすぎて、自律神経失調症になった。医者にすぐにでも入院しての療養を宣告されたので、しばらく現場を離れます」「退院したら必ず社長として復帰をするので、それまで会長を中心に頑張ってください‼」と。

本当の病名は言えなかった。「経営トップが『うつ病』で三カ月間入院します」と言えば、会社の将来に不安を覚える社員も少なくないだろう。なので、「入院といってもほんの少しの間だよ」と付け加えた。

ずぶ濡れになりながら、郊外の病院へと向かう。最寄りの私鉄駅にはタクシーの陰さえもなかった。確かに自らが望んだ、極めて静かな環境であった。

病院の建物に入って、やっと落ち着いた。

とにもかくにも治療に専念できる場所に、ぎりぎりのタイミングで逃げ込むことができたのだ。

この自然に囲まれた場所で過ごす三カ月間で「うつ病」を完治できれば、また、元の状況で社長として現場復帰ができる。とにかく、この三カ月に全てを賭けよう。そう思った。

入院して回復したという友人

私が〝通院〟ではなく〝入院〟にこだわったのには、もうひとつ大きな理由があった。「うつ病」になる三年前の秋だった。四十代前半の頃、関西で一緒に省エネルギーの仕事をしていた旧知の友人のAが関西から突然会社を訪ねてきた。七年ぶりの再会に懐かしさもひとしおだった。

会社の応接室で対面すると、開口一番、「今度、自殺しますんでご挨拶にきました」という。何を言っているんだ？　驚くというよりも呆気にとられた私は、

「どういうこと？」

「うつになったんですよ」

「うつって、『うつ病』のこと？」

「はい。いつでもいい場所があれば死ねるようにロープを持って歩いているんですが、なかなか死にきれないんですね」

「いや、ちょっと待ってよ」

「いつ死ねるかわからないし、こうして、今のうちにこれまでお世話になった方々を訪ねて回っているんです」と、まるで他人《ひと》ごとのように普通の顔で話をする。時に、笑みさえ浮かべて。

私の知っている彼は剛胆な性格で、粘り強く、極めてポジティブな人間だった。かれこれ二十年来のビジネスの仲間で、その誠実さと思いやりにあふれた人柄は誰にとっても頼りがいのある存在だった。

創業以来、専務として勤めていた省エネルギーの会社では、営業マンがオーバートークでまとめた商談や、商品納入後のトラブル処理やクレーム対応を一手に引き受け、孤軍奮闘の働きで、粘り強くお客様の怒りを鎮めて回っていた。まさに会社の精神的支柱だった。

私はそんな人望を持った彼が羨ましいと思っていた。もちろん、来てくれるなら、当時の会社にいの一番に役員としてスカウトをしたかった。そんな彼が、「自殺します」とはどういうことなのか？

私と彼との信頼関係がどれほど深いものなのか、試してみようと思って言っているのか？　久々に会ったのだから、そのくらいの冗談は飛ばさないとと思って言っているのか？　結構、混乱をした。

だが、話を聞いているうちに、彼が至極まじめに言っていることがわかった。

原因は、株を持ち専務をしていた先の省エネ会社の事業の行き詰まりと、それと同時に起こった彼個人の株式投資の失敗であった。これまでも、専務でありながら、会社の苦境を個人の株式投資から得た収益で救ってきたものの、その、〝打ち出の小槌〟で逆に大きな損失を抱え込んでしまい、にっちもさっちもいかなくなり、「うつ病」になったというのだ。

それまでは、省エネ会社も順調に事業を拡大し、個人の株式投資もかなりの収益を上げており、そのお金で自らが専務を務める会社の株をじわじわと買い取り共同経営者になっていた。周りから見てもそのビジネスマン人生は順調そのものだった。

しかし、リーマンショックで億近い負債を抱え、歯車が完全に逆回転を始めたのだ。これが、真相だった。

そうした中、病状も以前から比べると回復傾向にあり、しかし一方で、蓄えの底も見え始め、いよいよ復活に向けて動き出さなくてはならない時期が来たので、再度、個人で省エネ事業を立ち上げ、再起を図ろうと思っているがどうだろうかと昔の仕事仲間に聞いて回っていたのだ。

その頃の私は、自殺願望など皆無だし、これまでも、そこまで精神が追い詰められた経験もない。ただ、彼のような強い人間でも「うつ病」になるのか？　彼なら、たとえ「うつ病」になったとしても必ず克服して新しい事業を成功に導くだろうと思った。

そして、それまでのプライドを捨てて、私に対しても、自らの現状を正直に話し、これから再チャレンジする事業への支援を求めに来たものだと理解した。彼独特の言い回しであり表現方法で。

だから、「もちろん、力になります」「新たな省エネ事業の準備が整ったら、いの一番に連絡をしてください」と言って別れた。

それから二年。震災の一年前、彼が最初に訪ねてきてからの二年間は、会社も上場に向けての正念場を迎えていたので、彼のことはすっかり忘れていたが、ひょっこりと、また会社を訪ねてきたのだ。

顔を見て、二年前のことを思い出したが、今度は以前よりはずいぶん元気を取り戻した感があった。

「あれから入院したんですよ」

詳しく聞くと、三カ月の入院を二回繰り返したという。

「今は寝る前に睡眠薬を飲むだけですよ」

それを聞いてほっとした。あの時はいきなり自殺という言葉が出たので驚いたが、もう大丈夫そうだ。

「新しく関西で省エネの仕事を始めたので、力を貸して欲しいんです」

「もちろんですよ」

その後半年くらいの間、彼と一緒に関西の顧客を訪ねたり、時に酒を酌み交わし、これからの省エネ事業の課題であり、可能性を熱く語り議論をした。

それからしばらくは連絡をとっていなかった。

自分の会社が上場の最後のハードルを越えるための高い業績作りに精一杯で、彼のことはすっかり忘れていた。正しくは、忘れ去っていた。

だが、自分が彼と同じ「うつ病」と診断されると、にわかに思い出した。

彼も「うつ病」になったが、あのひどい状況から仕事ができるまでに回復した。それは、三カ月の「入院」という手段をとったからだ。

だから私も通院ではなく、入院治療をしよう。入院にあたっては、彼に最後に背中を強く押してもらおうと自分の中で入院を決断した日、久しぶりに彼の携帯に電話を掛けた。

「実は私も『うつ病』と診断されて、今度、入院しようと思っているんだ。入院して何も考えずに医師の言う通りに薬を飲んでいれば治るものかな?」

「大丈夫。入院中に友達になった大企業のエリート街道まっしぐらだった患者も、病院じゅうの薬を飲んで、その後元気に退院していきましたよ。村井さんも大丈夫です‼」

彼の答えは充分に私の背中を押すものであった。

「それから、今一番使われている『抗うつ剤』は、良くなってもなかなかやめられないし、副作用も強いと聞いている。心配ないかな？」

「私自身、その『抗うつ剤』を浴びるほど飲んでいましたが、今は睡眠薬だけですよ‼」

安心した。やはり経験者に聞くのが一番だ。が、ほっとしたのも束の間、彼の次の言葉が胸に突き刺さった。

「村井さんは、前から『うつ病』でしたよ。私にはわかっていました」

「えっ？」

「わかるものなんですよ。同じ病気の人間には」

「上場を控えて、なかなかそこまでの業績には達せず、それなりにもがいていたでしょ‼」

震災のずっと前から、他人からそう思われるほど、上場への焦りからグレーな決算を続けていた焦燥感であり悲壮感が表に出ていたのだろうか……。

ともかく、目の前に、「入院して治った」という友人がいて、事実があるわけだから、後顧の憂いなく、「よし、入院して治療に専念するぞ‼」と最終的な決断をした。

その二日後、衝撃的なことが起こった。

会社の、関西地区の営業担当から電話が入った。彼との間の用事はいつもメールで済ませているし、声を聞くのは久しぶりだった。

「久しぶりだね。わざわざ電話をもらうなんて……どうしたの？」

「Aさんが昨日亡くなりました」

「えっ」

「車の中で練炭自殺です。奥さんとまだ大学生の息子さんを残して」

まさか……信じられなかった。

もちろん「絶句」をした。

二日前の電話では、そんなそぶりは全くなかった。むしろ曇りや不安ではなく、どちらかといえば爽やかささえ感じられる声だった。そこには、死を覚悟した悲壮感はみじんも感じられなかった。

「そうか、すっきりとした声だったのは、もうこの世に未練がなかったからか」

「うつ病」になると希死念慮にとりつかれる人が多い。Aは「寛解」したけれども「回復」であり「復活」はしていなかったのだ。だから死と目線があってしまったのだろう。

だが、訃報を聞いても、私の「入院」するとの意志は揺るがなかった。「Aに退院後に会った時は、ずいぶん元気になっていたし、やはり入院は効果がある」と自分自身に一生懸命言い聞かせた。

それに、ネットで拾い読みすると、「『抗うつ剤』の弊害と減薬の過程での自殺率アップ」という記事が妙に目につき、自宅で「抗うつ剤」を飲みながら、一人、治療に専念することへの恐怖心が強くあった。

入院したら確実に治るのか？　薬の副作用は出ないのか？　また、元の通りに働くことができるのか……。不安ばかりが頭をぐるぐる駆け巡っていたが、腹を括った。

ともかく、三カ月と期間を区切って入院する。

私は〝脱うつ病〟であり、〝うつ病からの完全なる帰還〟に向けて、思い切って「入院」という一歩を踏み出した。

全てを捨て去り、短期間での回復・復活という勝負に出たのだ!!

第二章

「うつ病」は心の病気じゃない!!
身体の病気です!!
だから……

三倍の薬と規則正しい生活

ホテルのような療養施設に到着し、入院の手続きを済ませた。

入院費は一日あたり一万五〇〇〇円。

一万八〇〇〇円という部屋もあり、「高い方が治りも早いかも」などと、とても正常な頭を使ったとは思えない考えが浮かび、そちらを希望したが、空き室はないという。入院費の高い部屋を含めて、入院中に空室になることはなかった。「うつ病」になる人が多いのだと実感した。

また、療養施設が常に満杯ということは、「入院」の選択は正しかったのだと思えた。とにかく、全くやる気が起きなくなり、全身から全ての「欲」を見事なまでに取り去ってしまう〝病《やまい》〟が治るなら、藁にもすがりたいとの心理状況がそう思わせた気がする。

施設では、まず主治医との面談があった。

最初に、主治医は私の「お薬手帳」を見ながら、

「村井さんは緑内障を治療中ですね」

「その場合、飲めない『抗うつ剤』があるので、大丈夫かな？　ちょっと待ってね」

と少し不機嫌そうな口調で言う。

入院の初っ端から緊張が走った。

「うつ病」との最終的な診断を下し、たくさんの薬を出した最初の精神科の専門医からは、緑内障のことなど一度も尋ねられたこともないし……。医師でこんなに違うものなのか？

「まあ、これなら大丈夫かな!!」との言葉が、しばらく手帳のページをめくっていた主治医の口から発せられた。

正直、安堵したと同時に、今しかないと思い、意を決し、おそるおそる自分の正直な気持ちを主治医にぶつけてみた。

「あの、『抗うつ剤』はあまり飲みたくないんですが……」

しかし、主治医は、

「まあ、そうは言っても仕方ないんだよね。気持ちはわかるけど村井さん、こんな量じゃ、自殺しそうにまでなったあなたは治らないよ」

「今までの三倍くらいの薬を飲んで、身体に蓄積させないと。全然足らないよ!!」

三倍……。

そんなに飲んで大丈夫なのだろうか。依存症にはならないのだろうか。

私の不安をよそに、先生の口調は自信に満ちていた。

とにかく私は一刻も早く「うつ病」を治したいのだ‼　元のエネルギッシュな身体と心を取り戻したいのだ‼

だから、思考力が徐々に低下していく中、残った決断力で、「入院」という最善と思える選択をしたのである。

「もう、入院中は余計なことは金輪際《こんりんざい》考えないようにしよう」

こう、自分に強く言い聞かせ、私は主治医の治療方針にとにかく素直に従うことを決めた。

と言えば聞こえはいいが、既に、「入院」をした時点で、それ以外の選択肢はなかったのだ。

仕事や自らの不安を増長させることなど何も考えず、ただただ、主治医の言うことを聞き、仕事をバリバリとやっていた頃の自分自身を一刻も早く取り戻すんだ‼

翌日から本格的な入院生活に入った。

基本、病院内では携帯電話もパソコンも一切禁止だ。これまで仕事に欠かせないものだったので、こうしたツールがそばにないことだけで、また不安になる。

「いや、つい三十年前はどちらもなかったわけだから、その生活に戻ったと思えばいい」

「これを機会に、外部との連絡は一切断って、治療に専念しよう」

パソコンはそばにあれば開いてしまいそうだったので持ってこなかった。携帯電話の電源は、入院直後にオフにした。

実際、これまでのモバイル通信関連の技術革新はすさまじかった。

私が社会人になった頃は、デスクに一人一台の固定電話が置いてあり、内線番号で個人が特定されていた。それが、大企業に就職したステータスでもあった。もちろん、パソコンなど、机上にはその影すらなかった。

また、街中至るところに公衆電話が設置され、電話ボックスはさながら広告掲示板と化していた。どちらも、なくてはならないものであった。

今からすれば考えられないくらいの「不便さ」「非効率性」の塊だが、そのことで当時、仕事や生活に支障をきたしたこともなかった。それが、当たり前だったのである。

同じように、いざ自分がスマホだのパソコンだのを駆使して仕事をこなしていると、今度はそれが当たり前になる。不思議なものだ。

入院治療が始まった。

治療とは、ただひたすら規則正しい生活を送り、薬を飲むということである。

朝、目が覚めたら時間通りの朝食、その後本を読み、ＤＶＤやＴＶを観て、昼食、それから、また、読書、ＤＶＤ・ＴＶ、そして、夕食。

午後九時には就寝なので、夕食以降は、目に刺激的なＴＶやＤＶＤは避けて読書……。

その間の朝・昼・晩・就寝前に、合わせると確かにこれまでの三倍には充分になる量の薬を飲む。

一週間に二度、主治医との面談が行われる。

主治医にはあらかじめ、日経新聞の「私の履歴書」を模したＡ４で一〇〇ページにわたる村井版「私の履歴書」を渡していた。

激動の経営環境下で上場を目指したベンチャー経営者が激務を通じて、事ここに至った経緯を知ってもらうことが、最適な治療による早期回復に繋がると強く思ったからである。

それは震災後、業績不振からくる将来への不安が社内に渦巻く中で、会長が始めた社内用メールマガジンである「会長.com」に連載したものだった。

強運を持った誕生秘話に始まり、初めて就職したリクルートでのビジネスマンとしての修業時代、後半は、「フォード生産方式」の再来とまで評してくれる有名経営者がいたほどの創造性に満ち、イノベーティブなビジネスモデルを現場たたき上げで創り出し、それを持ってリクルート仕込みの営業力を最大限に発揮し、会社として短期間で上場準備に入るまでに至った山あり谷ありの来し方を事細かに、かつ、臨場感を持って熱く書き連ねた。

経営に自信をなくしていく中で、必死に、強く心を持ちながら書き切った。

読んでもらった主治医からは、「こんな激務を続けていて緊張の糸が切れたら、『うつ病』になりますな。よくわかりました」と言われた。

かといって、それがその後の治療に活かされることはなかった。

入院をしてもなお、主治医の治療といえば、週二回の病室への回診時に、

「どうですか？　気分は安定してきましたか？」

「眠れていますか？」

「食欲は出てきましたか？」

「夜眠れないようなら言ってください。少し強めの睡眠薬を一錠出しますから」

基本は毎回これで、それは、個室の前での立ち話であった。ここに来る前の、精神科の専門医での五分間診療となんら変わりはなかった。

確かに、入院前に最も大変だったのが食欲がない中で三度の食事を時間通りきちんととることと、安定した睡眠をとる（睡眠のリズムを作る）ことであった。

しかし、入院によって短期間のうちに、この二つについては自分でもうまくいっているという実感ができた。

主治医に回診の際、

「前から比べたら、眠れています」

「以前と比べると食欲が出てきています」

と答えた。

そういった面では、入院治療の効果を徐々にではあるが感じ始めていた。

実は、「入院」に際してはもうひとつ大きく期待していたものがあった。

それは、「心理療法」である。自分はなぜ「うつ病」になったのか、その原因を医師との会話の中から導き出し、ちゃんと理解して、原因自体を消し去る。そして、今後二度と、「うつ病」にならないようにする治療方法である。

その中でも、原因を突き止め、これまでのものの見方や受け取り方を修正して、行動や気分を変え、「うつ病」になりにくい思考パターンや行動パターンを会得する「認知行動療法」を受けたいと思っていた。

正確には、その治療を主治医が治療のプログラムの中で行ってくれると思い込んでいた。

ここでも、私の目論見は二つの意味で見事なまでに外れた。また、間違いをおかしたのだ。

入院時に事務の方から説明を受けた際に、「認知行動療法」一回八〇〇〇円で八回というオプションがあった。

「どうしますか？」

と問われたので、もちろん、申し込んだ。

経験豊富な主治医がこの治療法によって、私の「うつ病」からの回復治療にあたってくれるものと思っていた。

だからこそ、主治医に「私の履歴書」を渡し、読んでもらったのだ。

ところが、最初の「認知行動療法」を行う部屋に現れたのは、大学を出たばかりのような若い女性の心理士だった。

主治医に渡した「私の履歴書」も連携して読んでくれているものと思ったが、その風は全く感じられない。

それを読めば、私が「うつ病」に至った原因を予測ぐらいはできるだろうと思うのに、彼女は、私のストレス全般の原因を一から導《みちび》き出そうとしていた。

認知行動療法の本に書いてあった、「認知の歪み」つまり、私が「うつ病」になった、独特のものの考え方、現実の受け止め方のクセを見つけ出すまでには、果てしない時間がかかるのではないかと思えた。

また、見つけ出しても、二度とそのような考えをなくすための「認知を変える方法」の実践経験が豊富にあるようには正直、全くと言っていいほど思えなかった。

「うつ病」とは、その時々の社会であり経済の状況が生み出す〝病《やまい》〟だと私は考えていたのだ。

その社会経済情勢が激変している中、まだ若く、世間を広く深くは知らないし、知ろうともしない大学を出たてに見える目の前の心理士に向かって、

「あなたに何がわかるんだ！」

「自殺まで考え、会社も社員も家族も何もかも置きざりにして、ここに来ている私の人生と真正面から向き会って、必死になって原因を突き止めてくださいよ‼」

「単なる八〇〇〇円分の仕事をしないでくださいよ‼」と叫びたい気持ちになった。

あとで、復活のきっかけになった考え方からすると、こう考えること自体が「うつ病」からの帰還そのものを困難にしていたのだが、この時点ではそのことに全く気付いていなかった。

断っておくが女性蔑視ではない。男性でも同じことだったと思う。

私より遥かに若く、人生経験の浅い人間に、この程度の面談でいったい何がわかるというのか。

家族、社員、会社を守るためなら、「塀」の上も内側に落ちないように歩き切り、明らかなブラックでなければグレーなことにも手を染めて生きてきたのだ。

「生き抜く!!」以外の言葉が見つからない人生が目の前の若僧に本当に理解できるのか。

「うつ病」になった原因を突き詰めたところで、原因自体を消し去り、二度と「うつ病」にならないようにすることが本当に彼女にできるのか？　マニュアル通りの受け答えしかできないんじゃないか？　そもそも、マニュアル化など絶対にできるものではないし……。人生は、十人十色、いや、一人十色なのだから……。

情けないやら悔しいやらで、涙が出そうになった。

これが、目論見違いのひとつ目だった。

もうひとつは、この時期はこの治療方法を受け、「うつ病」の原因を突き止め、その原因を解消し、別の行動パターンを得るには、まだ早すぎる状態だったということである。

早くよくなりたいと焦るあまり、それに気付かず、逆効果を招いてしまっていた。

まだ、実をつけ出したばかりの稲を焦って刈り取るようなものだった気がする。

時間の流れがとにかく遅い

〝一朝一夕〟でよくなるわけではない。

就寝前に薬を飲んでも、眠れない夜がある。そんな時にはもう一錠だけ睡眠薬が処方され、それでようやく眠りについた。

相変わらず、名作映画を見ても心は動かない。〝感動〟というものを忘れた。〝笑い〟も〝涙〟もどこかへいってしまっていた。

変化といえば、三度の食事をどこでどうするかを考える手間が全くなくなり、極めて規則正しく食事をとれるようになったため、腸の動きが以前と比べてよくなったことだろうか。

「うつ病」になった時、便秘と下痢を繰り返し、尿も大変出にくい感じがしていた。

特に、セミナーの講師として二時間近く話す際にはかなりの不安があった。終了直後に、トイレに駆け込むこともしばしばであった。これが改善されたことはありがたかった。

また、食事の問題が解決したことから、減っていた体重が元に戻ってきた。

「食べたい」という欲求があるわけではないが、出されたものをきちんと食べることにした。

そうした中、入院中の唯一の楽しみは、夕食後に体重計に乗ることだった。

徐々に体重が増えている。これだけでも、「うつ病」になる前の自分に少しだけでも戻る方向には向かっていることが確認・実感でき、うれしいものだった。

一方、仕事を離れた規則正しい生活がどんなに「時間の贅沢」を自らに提供してくれているのかがよくわかった。

入院前に、この療養施設を紹介してもらった精神科の専門医から、「入院すると、時間が経つのがすごく遅く感じられますよ」と言われていたが、まさにその言葉通りだった。いや、それ以上の気がした。とにかく時間が経つのが遅いのだ。

これまでは、どこにいても仕事中、携帯電話やパソコン、時計を見ては「もう、こんな時間か」と思うのが常であったが、今は「まだ、こんな時間か」とため息をついている。

自分のために使える時間がこんなにあることを実感できたわけだが、悲しいかな、また、勿体ないことに、何をしていいかわからない。

これまでの仕事一筋のツケ、とでもいうのだろうか。

夜は寝てしまえばいいが、昼間は困った。「規則正しい生活」だから、昼からずっとベッドに入っているわけにもいかない。

医師の助言もあったので、これまで読みたくても時間がなくて読めなかったビジネス書を山のように持参していた。

けれど、いざ、時間ができても集中力が続かず、ほとんど読めない。

持ってきていたのは仕事に繋がる環境問題や経済関係の本だが、薬のせいか読もうとしても頭がボーッとして内容にフォーカスできない。

目で字を追っているのだが、気が付くと同じところを何度も繰り返し読んでいる。しまいに本を放り投げてしまい、時間をもてあます。

「仕方ない。ＤＶＤでも借りるか」

施設のライブラリーから、何本か選んでみた。これまでおもしろそうだなと思いつつ、観られなかった作品を見始める。

「だめだ、じっとしていられない」

イライラするとも違う、なんというか、落ち着いて観ていられないのだ。

こうした日々を繰り返して一カ月。

相変わらず気分はすっきりせず、気力もまだ出てこない。

本当にこの生活を続けてあと二カ月で治り、退院できるのだろうか、私はまたまた疑心暗鬼になった。

つきまとう将来への不安

療養施設は門限二十時と決まりはあるものの、外出は自由だった。

私は一定の生活リズムを保つために、毎朝、歩いて二十分ほどのコンビニに行き、新聞を購入した。

買うのは日経新聞で、いまだに仕事のことが忘れられないのだなと苦笑する。

季節は初夏を迎えており、緑が濃くなってきた田圃のあぜ道を通ってのコンビニ通いは、気分転換にも、ちょっとした運動にもなった。

そして午後は、定時送迎バスに乗って、食品スーパーや大型の書店などの商業施設が充実している大きな駅ビルへ行く。タクシーの影もなかった最寄り駅とはえらい違いだった。

コンビニで購入できないものはここで調達する。好物の果物、中でも大好物のスイカが出回る時期だったので、これを買い療養先へと戻った。

入院して二カ月目ともなると、時間をもてあましていた入院当初とは違い、読書もできるようになった。

経済関係の本は避け、当時話題になっていた小説を手あたり次第に読んだ。少なくとも四〇冊は読んだだろうか。

食欲はかなり戻ってきた。おいしいものを食べたいと思えるようになってきた。〝楽しみ〟であり、〝欲〟がひとつだけ復活しつつあった。

毎日、栄養バランスを考えた献立をちゃんと食べられるようになり、体重はほぼ元に戻った。回復への励みになった。

だが、こうして病院での安定した生活パターンができてくると、また、新たな不安がむくむくと頭をもたげてきた。

入院前は、「このままでは会社はどうなるんだろうか……」「起死回生の一打がなければ潰れる!!」「四番打者でエースピッチャーの私がいなければ、会社はもたないだろう」と考えていたが、今、会社は自分がいなくても、まぎれもなく、会長を中心に事業をきちんと継続できている。

会社存続への心配はなくなっていた。

逆に、

「三カ月で以前のようにきちんと働ける状態にまで戻らなくては、今まで寝食を忘れ、人生を捧げて頑張ってここまでにしてきた会社を辞めなければならない」

「これからの収入はどうする？　いや、ここでの生活だってお金がかかっている」

「いやいや、それ以上に、私が入院している間も、会社は倒れずしっかりと運営されている。私がいなくても大丈夫なんだ……」

内容は変わったが、相変わらず「将来への大きな不安」はつきまとう。

考えれば考えるほど、堂々巡りで悶々とした。


そんな中、よい知らせと悪い知らせが同時にもたらされた。

会社が迅速に動いてくれて、健康保険の傷病手当の申請が上限金額めいっぱいで通ったというのだ。

その後、その金額を経営者仲間に話したところ、かなり驚いていた。

皆、会社の最終責任者には、申請した金額の満額が認められることは到底ないと思っていたからだった。

社長としてもらっていた給与額の約三分の二が、一年半の間支給される。また、二つの医療保険に入っていたため、その一時金も支払われる。入院費も保険で全額カバーでき、問題はない。

とりあえず、社長を辞めることになっても、つつましい生活なら金銭面での心配はほぼなくなった。

一方、悪い知らせは、役員退任届への署名捺印だった。退院できても、もう元の会社でバリバリとは働けない。社長ではなくなるのだ。こうなることは、入院時点で予測はしていた。が、いざ、会長と管理本部長が、役員退任のための書類に私の署名捺印を求めて療養先の病院を訪ねて来た際には、「ついに、来る時が来たか……」と、やはり、ショックであった。

私と会社は一体化していたし、「会社＝村井さん」と、もっぱら見られていたので、心底、辛かったし、正直、プライドも大きく傷ついた。

会社の業績が極めて厳しい時に、その回復の牽引者たらねばならない社長が何カ月も入院をせざるを得ない状況になったのである。理由が病気であっても、現場から逃げるように入院をしたら、逆の立場に立てば、私でも役員退任をその社長に言い渡すだろう。

せめてものプライドがそうさせたのか、

「逆にこれで治療に専念できる!!」

「よし、もう余計なことは考えずに、残りの期間で治そう。最初に決めた三カ月で退院できるようにしよう」

と自らに言い聞かせ、そう心に決めて、改めて退屈極まりない、規則正しい入院生活に集中した。

いつしか変わった、「入院」の目的……

その後も、決まった時間に食事をとり、たくさんの種類と量の薬を飲み、今日のことを何も悔やまず、明日のことを何も考えない生活に徹して一日一日を過ごした。

相変わらず、主治医は週に二回、朝、巡回検診に来る。お互いの間で、

「具合はいいですか?」

「はい。前よりは……」

を繰り返した。心の不安はなくなったわけではない。

何に不安なのか、それすらよくわからないけれども、たえず胸の奥に心をざわつかせる塊を感じる。相変わらず、何をするにも、考えるにも〝億劫《おっくう》さ〟がつきまとう。

それでも食欲は出てきたし、体重も発病前を上回った。体調面に限って言えば、具合が悪いという材料は見つからなかった。

だから「具合はどうですか?」と問われると、つい、悪くなく、ボチボチ的な答えを返してしまっていた。

こうしたことから、この頃の関心は、「早々に退院するにはどうしたらいいか⁉」になっていた。

ここで「うつ病」が治り切ることはない、というのがなんとなくわかってきていた。ならば、医師から見て退院できる状況に一日でも早くもっていき、ここを出て、社会復帰の準備に移ろうと思った。

大きく期待が外れた「認知行動療法」も、とりあえず続けた。

相手が経験豊富とは感じられない若い心理士でなくとも、これに関して言えばあまり効果を感じることはなかった。

失礼を承知で言えば、心理士と私の立場の違いからくる社会人としての人生の経験値の差だ。

私は、常に、現実世界の厳しい競争の中に身をおいてきた。経営者は多かれ少なかれそうだろうが、従業員やその家族の生活まで背負い、競合する会社に負けない経営をしていかなければならない。

最近では、どこから競争相手が現れるかわからない。日々の緊張感は格段に高まっている。

常に、「我こそは、どこそこの社長で……」

と言って、従業員の先頭に立ち、競合会社と闘わなくてはならない。瞬間、瞬間では負けることはざらで、負けても、立ち上がってきたからこそ、現在、会社が存続している。

そんな風に、修羅場を数多くくぐってきた人間が、立ち上がることさえできなくなり、行き詰まり、将来に耐えがたい不安を覚え、解決策もなく、地獄を覗き、そのまま落ちてしまおうかな……と思うまでの気持ちになった。

その原因を若い心理士とともに過去の出来事を振り返って見つけ出し、理解し、解決策を導き、二度とこうしたことにならないようにするのは無理だ。

心理士に不満があるわけではない。ただ私と一緒に歩き、私を回復に導くには、これまで歩んできた人生の道程《みちのり》の厳しさがあまりに違うと思った。

だから、残った治療回では、自分では、「うつ病」に至った本質的な原因に心当たりはあったものの、適当に振り返って、なるべく心理士にとってインパクトのある衝撃的な出来事を探して話した。

退院はしたけれど

それでも極めて「優等生」の患者として、残りの入院生活を過ごし、八月初旬、退院の日を迎えた。きっちり、三カ月が経っていた。

夏の盛り、暑い日だった。

退院するのはいいが、もう、会社に私の席はない。

さて、どうするかということで、退院の報告も兼ねて、早々に元の会社に会長を訪ね相談をした。

これまでの仕事の延長として当面は講演活動を中心にやっていくのはどうか、という話になった。

講演なら毎日ラッシュの中を通勤しなくともよいし、また、会社の方でも講演の仕事を取ってきてくれるという。

確かに、多い時には、一人で年間に八八回もの講演をこなしてきた。

いきなりは無理かもしれないが、リハビリもかねて、ゆっくりとやっていくということになった。

退院し、都内のマンションへ戻った。騒音やいつまでも明るい周りのビル群の照明が、たった三カ月間離れていただけなのに妙に懐かしかった。

翌日、このたびの入院のための療養施設を紹介してくれた精神科の専門医のところへ退院の報告に行った。今後はこちらに通院して治療をするので、その説明も受けなければならない。

「そうですね。治るまでにはあと、一年半から二年はかかりますよ。再発率も三割から四割くらいあるので、慎重にいきましょう」

「え?」

「愕然とした」という言葉以外見つからなかった。全身から力が抜けていった。

「入院をしてかなりよくなりましたね。では、薬を減らしましょうか」との言葉を大いに期待していた。

「入院先の先生はいい薬を出してくれていますね。これからもこれを続けましょう」

「あの、入院前と比べると、薬のおかげか夜も前よりは眠れています。調子がいいんです。このままどんどんよくなることはないんですか。そうでなくても薬を少し減らすとか」

私は少し語気を荒らげた。

「村井さん、無理をして仕事をすると、また元の激しいうつ状態に戻りますよ。過信しちゃいけません。再発すると、治りも悪くなります。今は余計なことは考えず、とにかく、規則正しい生活で、これまでの疲れをとり去ってください」

医師の話に、私は反論する気力もなかった。

「あと、一年半から二年」の言葉が強烈なストレートパンチとして私の顔面をとらえた。

ノックアウト寸前であった。

唖然とした私の顔を見て、

「言っておきますが、うつ病は時間をかければ必ず治る病気です」という医師の言葉も、頭の中でうつろに響くだけだった。

暗闇の中で一筋の光を与えるために、フォローの意味で言ってくれたのだろうが、私にとっては、その光は全くもって見えなかった。

なんのための「入院」だったのだろう……。

何か、振り出しに戻った感があり、悲しくもあり、暗澹たる気持ちに逆戻りした。

残されたエネルギーで、一年での完治を決意するも……

私はこれまで、周りからは、〝エネルギーあふれる男〟との評価を得てきた。

サラリーマン時代から業績を競う同僚の営業マンが、夜の十時まで明日のプレゼンテーションのための企画書を準備していれば、自分は十一時まで頑張った。

この負けず嫌いの性格と、ビジネス人生の仕上げとして東証マザーズへの上場を果たしたいというハングリー精神の二つをエネルギーにして、会社を五年間で年商一五億円にまで育ててきたのだ。

このたびの「入院」で、少し、再起に向けたエネルギーが溜まってきていたのか、元来の負けず嫌いの心が折れていなかったのか……。

「このまま一度も成功することなく人生を終われない……」との思いが湧いてきた。

また一方で専門の医師の相変わらずの治療方針に対する憤りも加わって、「それならば、絶対にあと一年で治してみせる!!」と、どうにか前を向くことができた。

この意味では、「入院」の価値はあった。

そう決心はしたものの、その時点で、あと一年、何をやって過ごせばいいのか、何か具体的なアイデアがあったわけではなかった。

きちんとしたアプローチ手段を持たずにゴールへとなんとなく走り出してしまったことが、私をまた地獄の苦しみに追い込むことになろうとは、その時点では知るよしもなかった。

講演活動もすぐに依頼はこないだろう。とにかく、治すのが先決だ。

それからは毎週月曜日の午前中に、マンションから電車で二十分の病院に通った。

そして、私は医師に処方された、一日四回、一週間で一〇〇錠以上の薬を調剤薬局で買い求め、それが入ったレジ袋を抱えて、一人暮らしのマンションに足取り重く帰った。

一人暮らしになると、また、食事の問題が出てくる。都内で、三度の食事を高いお金を払うことなく、かつ、栄養バランスよくとることは至難の業《わざ》である。

こうしたこともあり、入院療養時と比べると、身体も心もまた重くなり、少しずつ、入院前の状態に戻っていっているのではないかと不安になってきた。

既に、あまり外に出たくない気分が私を支配しつつあった。

しかし、外出をしなければ、食事もできなければ病院にも行けず、飲まなくてはならない薬がなくなってしまう……。

私の通った精神科の病院は、専門医が一人で患者を診ていた。

予約制ではあるが、まず受付で番号札をもらう。これは、名前で患者を呼ばない配慮からである。待合室には常時五人、多い時で一〇人くらいの患者が待っている。

三十分から一時間待ってようやく診療となる。診療時間は一人あたりせいぜい五分ほどである。

診察室に入ると、この一週間何をして過ごしたかを医師に報告する。平均五分の短い診療時間の中で、口頭で簡潔に伝えるのは難しい。だからあらかじめ「一週間の振り返り表」というものを作り、毎回持参した。

実は、この表は、入院時に「認知行動療法」の治療を受けた際、一週間の自らの行動の振り返りで使用していたものだった。

一日ごとに空白のタイムテーブルがあり、ここに毎日の行動を分刻みで書き込んでいく。これを医師に見せれば、口頭で伝えるよりも明確だ。

私はこれを使って報告の時間を短縮して、医師から完治へのプロセスの説明やそれに沿った多くの回復へのアドバイスをもらいたいと思っていた。

表には、週のうち三日から四日は、午前中ベッドから起き上がれないことも記した。

これについても何か助言が欲しかった。

繰り返し、振り返り表を見た医師は、

「薬が効いているのでこのままいきましょう。午前中、起き上がれない日があるようですが、どうにかしてベッドから這い出して起きてください。睡眠さえとれていれば、だんだんよくなりますから」と話し、診療が終わった。

そんなことが聞きたいんじゃないんだ!!　とは思っても、次の患者が待っている。

結局、私はいつも通り、病院の一階にある薬局でいつものように大量の薬を買って帰途についた。

不信感が増すばかりの医師のアドバイスに従って、また、入院先で行ったのと同じように、「薬」「睡眠」のある意味、規則正しい生活が続いた。

しかし、就寝前に飲む薬のせいで、とにかく朝が起きられない。身体が重くてだるい。眠くて、眠くて仕方がない。

眠気に負けて二度寝をしてしまうと、必ずといっていいほど大変苦しい夢を見る。まさに悪夢である。寝汗をびっしょりとかく。

眠気があっても、その睡眠の質がよくなければ、夢にうなされることがあると聞いたことがあるが、そういうことなのだろうか。

とにかく、規則正しい生活をしないと入院前の状態に戻ってしまうとの不安感が強くつきまとう。

このままではだめだと、なんとかベッドから這い出し、前日にコンビニで買っておいたサンドイッチを朝食にして、八時頃に食べる。

その後に、抗《あらが》えないほどの眠気が襲ってきて、そのままお昼前まで寝てしまうこともたびたびだった。そういう時は一〇〇%悪夢を見た。恐ろしかった。

とにかくベッドを出て、重く鉛のような身体を動かす。

することがないから、区立図書館に通う毎日だった。

身体を動かさないと、夜、眠くならないから、夕食後にマンションの周りを二十分くらい走ってみた。

けれども、体重は元に戻ったものの、何しろ体力が落ちている。季節も寒い時期に向かっており、これは一週間も続かなかった。

そんな中、毎日、図書館に行くことだけは続けた。

そこでとにかく「うつ病」に関する本をかたっぱしから読んだ。原因、治療法、闘病記など、その図書館に置いてあるうつ病関係の本はあらかた読み尽くした。

家族のもとに戻ってみたが……

退院して二カ月が経過した。

傷病手当はもらっているものの、都心での暮らしは何かとお金がかかる。最大の問題は、やはり三度の食事だった。

自分の体調と経済状態から鑑みると、さいたま市の自宅へ戻った方がよいのではないかと思い至るのにそんなに時間は要さなかった。

ただ問題はある。

実はもう十五年近く、家族とは別居状態のようなものだった。

仲違いしているのではない。

上場を目指し、仕事を最優先したかったというのが理由だ。

また、講演回数が年間八〇回以上、三カ月で二冊の本を執筆するというかなりの過密スケジュールでは、自宅まで帰る時間が惜しい。正確には、その時間がなかった。会社を立ち上げた当時はよく、会社近くのビジネスホテルに泊まっていた。

だから、仕事をする時間を捻出するために、会社近くで一人暮らしを始めたのだ。

そういう生活に、家族も慣れ切ってしまっていた。

新たな共同生活は、私にとっても家族にとっても精神的に大きな負担になるだろう。

まさに毎日穏やかに暮らしていた家庭に、いきなりエイリアンがやってくるのだ。それも、めんどうくさい〝病《やまい》〟を患った。

一方、こちらも爆弾のような病気を抱えている。「うつ病」で弱っている私の精神状態がどこまでこの大きな環境の変化に耐えられるだろうか……。

さらには家族の誰一人、私の再同居を考えていなかったので、部屋がなかった。

どこに寝ようかと考えていたら、なんと長男が「自分は居間でいい」と言って、自らの部屋を開けてくれた。優しい男に育っていた。

さすがにこれには涙が出た。

とはいえ都心の一等地に住み、会社まで徒歩数分で通勤できる環境にいた私にとっては、「都落ち」としか言いようがなかった。

気分は、さらに落ち込んだ。

引っ越しの当日、滑稽なことに、私はこのマンションの自宅に六年前に一度帰っただけだったので、場所がわからず地図を見ながらの帰宅だった。駅前の風景があまりに変わっていたので道に迷って往生した。

これまでとは全く違う生活が始まることになった。

なぜセカンドオピニオンを取らなかったのか?

十五年も別居をしていた家族。

私を迎えた家族にとっては、突然のエイリアンの侵入だ。会話には出なくとも、ピリピリした空気が如実にそれを物語っていた。

私は家長ではあるが、現実は全くの「部外者」である。

極力、家族の生活リズムを乱さないように気を遣った。

幸い、朝は薬のせいでとにかく身体が重だるく、ベッドからすぐには出られないことが多かった。だから、それぞれ仕事を持っている家族とは顔を合わせないですんだ。

食事も、これまでは外食をするしかなく、どこで何を食べようかと悩んだが、自宅に戻ってからは、朝は前日にスーパーで買った果物を食べ、昼は最寄り駅近くにある図書館周辺のレストランや食堂を使い、夜は自宅で出してくれたものを食べた。

昼間、何もすることのない私は、都内にいた時と同じように地元の図書館に通い、「うつ病」に関する本を読み漁った。

今度こそ、書架《しょか》にあるうつ病関連の本は全て読み尽くした。

中でも深く読み込んだのは、薬に頼らず治療をし、「うつ病」からの生還を果たした人たちのことが書かれた本だ。

ある人は妻との不仲や多忙極まる救命医としての生活が重なって「うつ病」となったが、これを薬に頼らず克服し、今は精神科医として「うつ病」の患者の治療に当たる立場になったと書かれていた。

「この先生に診てもらいたい」

何度かそう思った。この先生にセカンドオピニオンをお願いできればとも考えた。

だが、そんなことをして、今の主治医の気分を損ねることの方が怖かった。

現在、回復した私なら、そんなことは思わず、どんどんいろんな医師の意見を聞いて、最善の治療法を見つけるべきだと言えるが、この時はなんの行動も起こせなかった。

その頃は、考える力も極度に衰え、どうしようもないだるさと、そこからくる〝億劫《おっくう》さ〟が全身を覆い尽くしていた。

こんな状態のままで主治医に見放されるのは、最悪の事態だと思い込んでいた。

「趣味を持ってください!!」、また、振り出しに!!

この頃になると、私が病気で職を離れ自宅療養していることが、前職で交流のあったお客様や取引先や知人の知るところとなり、元気づけにとゴルフや食事に誘ってくれたりした。

「うつ病」発症前にはゴルフも食事も仲間と頻繁《ひんぱん》に楽しんでいた。

また同じように仲間と楽しいことが普通にできれば回復に繋がるのではないか!!

私は誘いを積極的に受けた。

夏の炎天下、ゴルフにでかけた。

だが、少しでも回復して元気になったところを見せようと頑張りすぎてしまい、ホールアウト後にトイレでへたり込んでしまったこともあった。

誘われた会食も、会場までの道で迷って遅れたりすることが不安で、何時間も前に現地へ到着している始末だった。

こうしたことから、以前できていたことがちゃんとできる、そのことが自信となって、回復に向けて好循環になるのではないかという思いが、強迫的に高まっていた。

だから、特に飲みたいわけでもないのに、昼食や夕食の時に、病気前と同じようにビールを飲むことにした。

おいしいと感じるわけではない。ただ、「うつ病」を発症する前と同じように飲めるようになることが、回復に近づいているということになると錯覚したのだ。また、焦りが出た。

いや、正直なところは、錯覚を現実とすり替えて自分をごまかそうとしていたということかもしれない。

その合間に、相変わらずの病院通いだ。

待ち時間は予約制であってもいつも三十分以上。診療時間も相変わらずの五分間。

医師からは毎回、

「よくなっていますよ」

「無理をしないでくださいね」

「とにかく深く考えないで、このまま、規則正しい生活を続けてください」

「何も考えないで、これまでの疲れをとり去ってください」

「なんでもいいので、打ち込める趣味を見つけてください!!」と、これまで言われ続けてきたことを繰り返された。

腹のあたりがいつももやもや、ざわざわする。また、便秘と下痢の繰り返しも始まった。毎朝、死ぬほど眠い中、無理矢理ベッドから這い出す。やる気も湧かず、とにかく、全てが〝億劫《おっくう》〟だった。

そうした中で、またぞろの「趣味？」……。

言葉を失い、ガックリした。

本当にこの医師のもとで、私の「うつ病」に完治の時はやってくるのか？　治療を受けるたびに不信感が募り、不安ばかりが重くのしかかっていった。

回復へのターニングポイントになったテレビ番組

悶々とした日々を重ねていたある日のことだった。

何気なくテレビを見ていたら、ＮＨＫスペシャルで『病の起源』という特別番組があることを知った。

その三回目で「うつ病」を取り上げるという。

サブタイトルは「防衛本能がもたらす宿命」。

「うつ病」は身体の防衛反応なのか？

身体に備わった機能ならば、「うつ病」になることは、遭遇した状況いかんではかかっても仕方のない〝病《やまい》〟であり、かかることは人間としての宿命ということなのか⁉

この番組を見たことが、「うつ病」になる前以上に私をポジティブな人間に変え、仕事を趣味として思い切り楽しめていた自分へとバージョンアップして戻ることができた、最大のターニングポイントとなった。

ＮＨＫスペシャル『病の起源』は五回のシリーズで、なぜ人類は〝病《やまい》〟にかかるようになったのかという「プロローグ」から始まり、現代病である「がん」「脳卒中」「心臓病」、そして「うつ病」を特集したものだ。

がんや心臓病、そして脳卒中と同じくらい「うつ病」は医学界の課題として重要視されているということがよくわかった。

世界的に見ても、現代を代表する〝病《やまい》〟なんだとの認識を新たにした。

そして、「うつ病」は、誰もがかかるリスクを持つ、立派に「病気」というカテゴリーなのだと改めて理解できた。

一回目の「プロローグ」を見ると、人間は今から七百万年前に二足歩行を始めた時から、「うつ病」の〝病《やまい》の種〟を体内に埋め込まれていたという。

「人類創生期から『うつ病』はあるのか!!　だとしたら、大変な歴史ある病気なんだ」と妙に感心をしてしまった。

そして、シリーズの三回目に放送された「うつ病～防衛本能がもたらす宿命～」は、私の蒙《もう》を啓《ひら》き、考え方を再びポジティブな方向に導き、結果モチベーションを上げ、回復の道を歩き始める大きなきっかけとなった。

覚え書き程度ではあるが、番組の内容を記しておく。
・うつ病のメカニズムは、脳のもっとも古い部分、いわゆる人間の感情に関する部分である大脳辺縁系の中心となっている「扁桃体《へんとうたい》」が関係している。

扁桃体は大きな恐怖や不安が続くと暴走し、ストレスホルモンが過剰に分泌される。

この状態が長く続くと脳はダメージを受けて萎縮し、結果、意欲や行動力が低下する。

- 人類の祖先である魚類（生物進化の過程で最初に「脳」を持った）は、約五億二千万年前に誕生した。

その「脳」には扁桃体が既に存在していた。

古代の魚は立場的に最も弱い種であり、周りは天敵ばかりであった。

- 扁桃体は敵が近づくと、ストレスホルモンを分泌させて全身の筋肉を活性化させる。

すると運動能力が高まり、天敵から素早く逃げられるようになる。

このため魚は生き延びることができる。

だが、危険が遠ざかればストレスホルモンは減少する。

こうした扁桃体の働きによって、ストレスホルモンは増減を繰り返しているわけだが、なんらかの原因で過剰になりすぎてしまうと、脳にダメージを与えることになり、「うつ病」となる。

魚類は人類の祖先なのだから、人類が誕生した時、既に魚類と同じ扁桃体の動きをそなえていたといえる。

・ゼブラフィッシュという魚を、二組に分けて、水槽に入れる。
一組は通常の状態で飼育し、もう一組は天敵がいる水槽に入れる。

一カ月の観察結果は、天敵のいる水槽の魚は、最初こそ逃げ回っていたが、徐々に身体の動きが緩慢になり、やがて全く動かなくなった。

この時魚は、ヒトでいうところの「うつ状態」であり、ストレスホルモンを調べてみると、明らかに数値が高くなっていた。

そして天敵がいなくなっても元に戻らなかった。

つまり、ストレスホルモンが適度に出ている時は、魚にとってそれは生き残るアイテムになるが、過剰になると、逆に、過ぎたるは及ばざるがごとく、「脳」にダメージを与える。

扁桃体を含む脳細胞は、神経系統に「逃げろ」という指令を与えられず、魚は動けなくなった。


「そうか!!　そういうことだったのか!!」

それまで二つの図書館で、「うつ病」からの回復に関連する本を読み尽くしても、自らが「うつ病」に至った原因であり経緯を理解・了解・納得し切れなかった私が、この番組で初めて、「人が『うつ病』に至る図式」がストンと頭に入った気がした。そして、確実に腹落ちをした。

「うつ病」とはストレスホルモンの過剰分泌という明確な「原因」がある、れっきとした病気なのだ。

私は「うつ病」をこれまでとは違った、より確信的、かつ、核心的な角度から見ることができるようになった。

「うつ病」とは、人間が本来持つ防衛本能が〝正しく〟発揮された結果であり、ある条件下では、精神の強弱にかかわらず誰にでも起こり得る〝病《やまい》〟なのだ。

読み漁った「うつ病」関係の本では、「心の病」「心の風邪」との表現が躍っていた。

しかし、実際は、それとは大違いである。

私はこの〝軽く〟〝薄っぺらな〟表現に、強い違和感を抱いていた。

確かに「うつ病」は風邪をひくくらい誰もがかかるということなのだろうが、人によってそれはインフルエンザかもしれないし、ほかのウイルス性のものかもしれない。一概に風邪という言葉で片づけていいわけがない。

これほどまでに人の全身から〝やる気〟や〝欲〟を奪い去り、治るまでに二年以上かかると医者に言わしめる〝病《やまい》〟。

この本当に出口が見えなくて悶々とした日々を時に悪夢にうなされながら、時に「死にたい」という衝動に駆られながら過ごす辛く苦しい〝病《やまい》〟。

この〝病《やまい》〟がせいぜい一週間もすれば治る風邪であったら、どんなに楽なことか!!

絶対に「うつ病」になったことがない人間が考えた、「抗うつ剤」を売りさばくためのマーケティング手法が生み出した「宣伝用の文句」としか私には思えなかった。

この番組が、きちんと筋道をたてて、「うつ病」は「精神力の強い弱いの問題ではない!!」「身体（脳）の病気である!!」と明言してくれたことが、私の気持ちを実に前向きなものにしてくれた。

私はこの番組を見るまで、これまで、強気の経営者を演じてきたが、本当のところは、自分は人間として弱いから、経営者として未熟だったから、会社の窮状に負け、それを乗り越えられず、結果、「うつ病」になったのだと思ってきた。

経営者としての高いプライドがあったので、その敗北感は耐えがたいものであったのだ。

「うつ病」になった原因に、やっと気が付いた!!

実は私は現場に対しては絶対的な社長といっても、一方で、経営責任の面では上にはC

EO（最高経営責任者）としての会長がいた。半分はCOO社長（最高執行責任者）であった。

会長との絆は、会社がうまくいっている時は、極めて太く強いものだった。

会長は経営の裏方に徹し、マスコミ等への露出など対外的な場面では私に全てのスポットライトが当たるようにしてくれていた。

経営者としての私の対外的評価が「営業ができて、文章が書けて、人前で講演ができる、三拍子そろった類《たぐい》まれな経営者」として確立・定着する流れを、常に意識して創ってくれていた。

だが、会社が危機的な状況を迎えると、私への要望が極度に高まる一方で、自らは何もしない場面が増えてきた。正確に言うと、私にとって、そうとしか見えないし、思えないことが増えた。

しかし、完全に回復した今、冷静に振り返ると、会長も私以上のプレッシャーを感じ、私以上に追い込まれ、もがき苦しんでいたのだと思う。

ただ、会長には、そのプレッシャーに耐える強靱な肉体と精神があり、そのすべを先輩経営者として、自らの経験から学んでいたのだと思う。また、経営危機の原因を自らに帰し、そこから逃げることなく、その都度、経営上の決断を下し続けてきたのだと思う。

その決断のひとつが、会社の金看板であった私の役員退任だったと、今なら素直に思える。

が、しかし、当時は、会長のことをそこまで慮《おもんぱか》る心の余裕など全くなく、会長からの極めて高い要望とそこからくるプレッシャーを全身全霊で受け止め、こうなったら自分が一人になっても、最後は、なけなしの私財を投げ打ってでもやるしかないと勝手に思い込み、自らを徹底的に追い込んでいった。

そのうち、一向に回復を見せない業績と、ますますひっ迫する資金繰りに、私は完全に組織の中で孤立し、強烈な疎外感を味わうことになっていく。

誰も助けてはくれない。全てが、社長たる私の責任になっていく。

とうとう、「うつ病」で入院をするに至る三カ月前には、会長から、

「このまま人生を終えていいのか！　事業立ち上げの時の精神に立ち返って死ぬ気でやれ！」

との強烈な叱咤激励のメールが送られてくるまでになった。

プレッシャーの領域を飛び越え、それは、恐怖心へと繋がっていった。

会社の銀行口座に現金はほとんどなく、明日までに社員の給与を用意しなければならないような切迫した時も、会長にも状況は充分に伝わっているにもかかわらず、資金状況を

問うメールすら飛んでこない。会長の方で資金調達に動いている様子はない。最後は、万策尽きて私個人の貯金を取り崩して補塡《ほてん》をした。

本人もどうなるのか不安だったのはわかるのだが、個人の資金で危機をしのいだ私に対して、

「こういう事態に至るのは、苦しい時に、そこから逃げようとするあなたのその生き方自体に原因があるんだ」

「生き方を改めないとダメだ」

「今すぐ、京セラの稲盛和夫さんの名著である『生き方』を一〇〇回読みなさい」

といった内容の、私の生き方すら否定するような強い言葉が書かれたメールが昼夜を問わず飛んでくるようになり、これまでのように私の方から経営的な相談をすることにも恐怖心を覚えるようになっていった。

私はとうとう、会長からのメールを見るのが怖くなり、メールＢＯＸにアクセスをすることができなくなった。

会長の人柄を尊重して言えば、別に悪い人でも恐ろしい人でもない。社員の能力を見極め、常に、それよりも少し高いところに目標を設定し、それを超えさせるために徹底的に追い込んで、回天の力（火事場のくそ力）を発揮させるというマネジメントの手法に徹し

ていたのだと思う。

そうした意味では、会社が順風満帆な頃は、私のことを、営業力・文章力・講演力の三拍子がそろった最高の作品とも言ってくれていた。

結果的には、経営危機に際して、私への目標設定が、その当時の私の能力を遥かに超えていたのだ。そこに、プレッシャーを与えすぎた。結果、会長に対しては、私は恐怖しか感じられなくなっていった。

今思えば、その頃の会長は、水槽にいるゼブラフィッシュである私にとっての、まさに、天敵であるピラニア以外の何物でもなかった。

決して悪い意味ではなく、当時の事実として!!

東日本大震災後のビジネスモデルの完全崩壊、その対応のための目先の売り上げのみを考えた利益先食いの施策や大幅なリストラの実施、優秀な社員の離反・退職など、全てが同じタイミングで一挙に押し寄せてきた。

また、経営的に苦しくなったとたんに一変した周囲の評価もこたえた。

全てがうまくまわっている時は、経営者として、「戦略性がある」「営業能力・交渉能力が高い」との評価を得ていたが、いったん会社が傾くと、「独断専行」「取引条件が苛烈《かれつ》」などと酷評された。

こうした中、私が「うつ病」になったのは、一人で抱え込んだ業績不振の会社に対する回復への道筋が描けないストレスであり、結果として会社がつぶれると残りの自分の人生も終わることへの恐怖心、それに加えて、会長のマネジメントから受けるストレスが二重にも三重にも重なったからだと思う。

解決策を求めるも堂々巡りに陥り、「脳」も、「もうこれ以上考えられません!!」と大炎上を始めたのだ。

こうした中、幸いにも私の身体が正常に働いてくれて大量のストレスホルモンを放出し、「脳」にダメージを与えてその暴走を止めてくれたのだ。自殺をしないように。

私の心が弱いからじゃない。私の身体は、一所懸命、きちんと生命維持の最大の危機から私を守ってくれたのだ!!

この身体というか脳の緊急事態に際して、極めて正常に機能をしたのだ!!

自らの身体に対して心の底から〝感謝の気持ち〟が芽生えた。

私の目から何枚もの大きな鱗《うろこ》が落ちた瞬間でもあった。

身体が正常に働いた以上、〝病《やまい》〟は必ず治る!!

回復への途が見えてきた

このNHKの番組は二つのことを私に気付かせてくれた。

ひとつは、後悔や自分を責める思いから脱するきっかけとなった。

経営者としての未熟さ、人徳のなさから現場を逃げ出した結果、「薬」をたくさん飲むことで、本当の「うつ病」になってしまった。人生の最終コーナーにさしかかっているのに、取り返しのつかない状況を自らが招いてしまった。そう、私は強く後悔をしていた。

だが、それは間違いで、実は、私の身体がちゃんと正常に機能した結果、命を守るためにストレスホルモンを出してくれたのだ。

自殺などをさせないように、脳細胞にダメージを与えその暴走を止め、神経細胞を萎縮させて思いとどまらせてくれた。

これは人類に内蔵された「生き抜く」ためのDNAだという。

人類の祖先が獲得した自己防衛本能で、これが、私の身体においても正常に働いたのだ!!

「ヒトとはなんとすごい生き物なのだろうか。不幸にも自死する人もいるが、それを思いとどまらせる機能も持ち合わせているのだ。生き抜くとはものすごいことだ!!」

私は改めて自分の身体に感謝するしかなかった。この、〝感謝の気持ち〟もまた、後々の急回復に繋がっていくのである。

もうひとつは、「うつ病」の原因を抑える適切な方法は、「『うつ病』を持っていない人々」の生活習慣が示唆しているということだ。

「『うつ病』を持っていない人々」——具体的にはアフリカの狩猟民族だが、彼らの生活習慣は、

・身体を適当に動かし（運動）
・規則正しい生活をし（太陽が昇るとともに起き、太陽が沈むとともに寝る）
・食事は平等に分け合う（コミュニケーションをとる生活）

だという。

これは自分にも応用できるのではないか!!

私はそう思いつき、これから自らが行いたい生活習慣を書き出してみた。

・どんなに眠くても、朝は決めた時間に起きる
・自宅できちんとした朝食をとる
・図書館に行って、これまで読んでいなかった多くのジャンルの本をたくさん読む（新

事業や新たなビジネスモデルを模索する本は手にとらない）
・近くのスポーツクラブに週六日は通って身体を動かし、毎日五キロ走る
・スポーツクラブでは、積極的に周りの人たちと会話する
・自宅で夕食をとる
・無理に寝ようとせずに、眠くなったら寝る
・睡眠薬は減らす
・薬はこれ以上増やさない

この生活習慣を身につけて、あと十年はしっかりと頑張れる身体を作る。健康な身体には必ず健全な精神が戻ってくる!!

私は翌日、スポーツクラブの会員となるべく、申し込みに行った。

こうした気付きこそが、私にとっての本当の意味での回復への第一歩であり、まさに再生への階段を確実に一歩登ることになった。

体力をつけ、自信が出てきた

スポーツクラブへの入会は、私にとって、「うつ病」にかかってから初めてと言ってい

い、自発的で前向きな決断であり、行動であった。

身体を動かすことには、久しぶりに味わう高揚感があった。

しかし、クラブ通いの初日からランニングマシンで目標の五キロが走れたわけではなかった。

とにかく体力が落ちていた。

入会にあたって体力年齢の測定があるのだが、予想以上にひどい結果であった。

以前もスポーツクラブに通っていた経験がある。まだ「うつ病」を受け入れられず、更年期障害だと思っていた一年半ほど前だ。

その時は、週二回のペースで二十分くらい走って、そのあと筋トレを行っていたといえば聞こえはいいが、かなりゆるいレベルの運動だった。

入会時の測定結果は、その時の数値と比べてもひどいものだった。

体脂肪、内臓脂肪はともに増加。血圧も高め、代謝はかなり落ちている。

「村井さんの体力年齢は六十二歳です」

と、トレーナーからこともなげに言われた。「まだ五十六歳だぞ」

とにかく最初は軽いストレッチから始めた。

これさえうまくできない。身体が硬いのだ。

ベッドで横になっていたことも多かったし、元来、運動をしていなかったので、身体が極めて硬くなっていた。

その後、バイクを十分程度、筋トレのマシンを四つ、どれも初心者の負荷で行うのが精一杯だ。腹筋にいたっては一〇回が限界だった。

当初の予定であった「五キロは走りたい」という目標も、ランニングマシンの早足四キロで心臓がバクバクしてギブアップした。

「まったく、なまけぐせがついたというか、情けないというか。まずは年齢相応の体力に戻さないと……」

地道にやっていくしかない。

そう決めて、月曜日のスポーツクラブの休館日以外は毎日欠かすことなく通った。

一カ月もたつと、いろいろな数値が改善傾向を見せていた。

スポーツクラブでは、適宜、トレーナーからアドバイスをもらうために、血圧や心拍数の測定結果、その日、どのマシンをどれくらいの負荷で何分、何回やったかなどの記録をこと細かに記録するようになっていた。

そして、入会三カ月後、それを、通っている精神科の先生に見てもらった。

私としては、かなり体力が戻ってきていることやスポーツクラブ通いで、気持ちも上向いてきていることを先生に示し、この方向が間違っていないことにお墨付きをもらいたかったのだ。

三カ月かけて当初の目標としてきた数値に八割方近づいてきたし、ぼちぼち、「薬」とは手を切り始めたいと考えていた。

だが、先生は、

「無理をしすぎると、また、元に戻りますよ。ほどほどにしてください」

と、冷たいものであった。

私としては、まず、運動を始めたことで徐々にではあるが体力がついてきたことへの評価が欲しかったのだ。

しかし、その言葉はついぞ聞けず、いつもの、

「無理はしないでください」「しすぎると元に戻りますよ」

これを繰り返された。

そんな時、前の会社を通じて出張での講演依頼が入ってきた。福岡や富山など地方自治体が主催するそれなりの規模の環境経営絡みの講演だった。

正直なところ、この二年、大勢の前で話していない。

「失敗したらどうしよう」と、今までと違い不安が先行した。

病気になる前までは、講演に際してそんなことを一度も考えたことはなかった。これもやはりまだ病気の影響なのだろうか……。

ただ、うまくやり切れれば、大きな自信に繋がる。結果、回復のスピードが上がるかもしれない。

そう考えて、いつもはやらないことだが、講演内容をあらかじめ全て原稿に落とした。結果、準備には普段の二倍以上の時間を要した。

以前と比べると、インパクトを持った話まではできなかったが、毎回きちんと主催者の期待のレベルまでの講演はやり切った。

その後もとぎれずに講演依頼が来たということは、間違ったやり方ではなかったのだろう。

こうしたことが少しずつ、復活に向けての私の自信に繋がっていった。

いい感じだが、腹の調子が悪い

年が明け、寒い冬も過ぎ、三月となった。

震災から三年が経っていた。

元の自分を取り戻すために、もがきにもがいた長い三年だった。

電車に飛び込もうと思った時期から比べると、ずいぶん、気分も前向きになってきていた。

その頃には、朝の強烈な眠気もなくなり、毎日のスポーツクラブ通いで生活にリズムも出てきていた。

体力年齢の測定結果も五十八歳まで戻っていた。

そうした中、前年の秋口にはうれしいことがあった。

以前、大変お世話になった大手上場企業を退職した元役員の方から、「今、特に何もしていないなら、来年の四月から一緒にリユースのビジネスを始めないか。海外展開も含めて!!」との誘いを受けたのだ。

年明けから私は、そのビジネスの立ち上げのためのマーケットリサーチや事業計画書作りを始めた。

それができるまでには回復していた。

スポーツクラブ通いで、体力も少しずつではあるが付いてきた。

日々の生活も、新たなビジネスへの挑戦の準備ということで、こちらも徐々にではあるが充実してきている。いい方向に向かっているような気がした。

そんな中、この頃、体調面ではひとつだけ気になることがあった。

「お腹の調子」である。

相変わらず、便秘と下痢を繰り返していたのだ。入院中は安定していたにもかかわらず……。

「これも、『うつ病』と関係あるのだろうか?」

確かに、まだ、「うつ病」の薬は飲んでいるが、気持ちはずいぶん前向きになってきている。あとは、このお腹の調子をなんとかすれば、「うつ病」からの回復へ弾みがつく感じが強くしていた。

そんな時、テレビを見ていると、今度は民放で「うつ病」の特集番組をやっていた。

先のNHKスペシャルといい、「うつ病」はやはり身近で、誰もがかかる可能性のある「病気」なのだと改めて感じた。

NHKの『病の起源』の内容によって回復への糸口をしっかりとつかんだ私は、言うまでもなく、この特集番組も熱心に見た。

この番組のポイントは、「脳は腸に繋がっている」という理論だった。

腸の状態を改善し、つまり、便秘を解消することが「うつ病」の治癒に繋がるという内容で、具体的には漢方薬を使って腸を元気にして、様々なうつの症状を快方へ向かわせるのだという。

画面には、治療を施す医師と、この方法で「うつ病」から回復し、元気になった二人の女性の様子が映し出されていた。

「腸と脳には関係性があるのか!!」

「じゃあ、私が便秘と下痢を繰り返しているのは、やはり『うつ病』のせいだったのか!!」

まさか、「脳」の病気である「うつ病」が、ヒトの身体の中心である「腸」と結びついているとは……思いもよらなかった。

私は、その医師と病院名をメモし、翌日、すぐに診療予約の電話を入れた。

病院の場所は長崎県の諫早市《いさはや》だった。さいたま市の自宅からは遠いが、完全復活を一刻も早く成し遂げたい私は、長崎行きの飛行機に乗った。

焦りを乗り越え、真剣勝負に!!

長崎の病院で受診をすると、医師から、「腸の働きを整えるいい漢方薬があります。それをしっかり服用してください。腸が元気になってしばらくすると、やる気も出てきます。『うつ病』もよくなりますから、とにかく、きちんと飲んでください」と説明された。

わざわざ長崎まで来て、「またもや〝薬〟か……」と少し落胆したが、少なくともTVに出ていた二人の患者が、この薬で腸の働きを整えて「うつ病」から復活し、元気になっていた。

「飲んでみるしかない!!」と思った。

私がさいたま市から来たことを医師に話すと、

「長崎まで通院しなくとも、さいたま市内にもこの漢方薬を出してくれる仲間の医師がいるので、そこを紹介します」

「今後は、月に一回、そちらに通ってください」と言って、紹介状を書いてくれた。

とりあえず、二種類の漢方薬一カ月分を病院の前の薬局で調剤してもらい帰宅した。それは大変な量であった。

薬を飲み始めてみると、確かに便秘は解消されていったが、下痢とまではいかないが、軟便の時も少なからずあった。

あとで、大変なことがわかった。

当時を振り返ると、

•「うつ病」の治療のために毎週一回、都内の精神科の病院へ

・「腸」の調子を整えるために月に一回さいたま市内の病院へ
・「緑内障」の治療のために三カ月に一回都内の病院へ
・「前立腺」の治療のために三カ月に一回都内の病院へ

そのほかに、三本の歯をインプラントにするために、都内の歯医者に一年近く通ったし、「風邪」をひいて、都内の掛かり付けの内科に通ったことも何度かあった。

「よくまあ、これだけの病院に通っているな」

自分でも苦笑してしまうくらいの数だった。

そして、その都度そこで出される薬の山。

よく、高齢者が、薬だけでお腹がいっぱいになるということがあるが、気持ちがよくわかった。

それに、この薬の山を見ると、だいぶ前向きになってきた気持ちも萎えてきた。

便秘を治すための漢方薬を飲み始めてから、新たに気になることがあった。

「うつ病」にかかって以降、交互に繰り返す便秘と下痢に悩まされていたことは前述したが、この時、実は精神科医から出される薬には、下剤と下痢対策の便を硬くする薬と両方が処方されていた。

これは、あとで聞いてわかったのだが、「抗うつ剤」をはじめとした「うつ病」の薬が胃腸の働きを弱くすることで便秘傾向になり、それを下剤で解消に向かわせる。下剤で軟便となったものを今度は固めなくてはならない。どうもこういう流れらしい。

だから漢方薬を飲み始めてからは精神科医が処方する下剤と便を固くする薬の方は、自らの判断でやめた。

もうひとつ、やめた理由は、「うつ病」の薬の山を飲み始めてから、なんだか歯がやせていくというか、溶けているような感覚が日に日に強くなっていたからだ。

しかし、漢方薬に切り替えて以降も、この感覚がなくなることはなかった。

歯を強くしようとエナメル質補給効果のある練り歯磨きと殺菌効果のある液体歯磨きを併用した。だが、一向に歯の溶けるいやな感じはなくならない。

漢方薬を処方してくれている医師に相談すると、「そんなことはないですよ。漢方なので、大丈夫です」という答えしか返ってこない。確かに漢方は身体に優しいと私自身も思っていた。

だが、セカンドオピニオンではないが、この頃、親しくしていた別の内科医に相談してみた。

「村井さん、その漢方薬には、立派に下剤が入っていますよ。そんな漢方薬はたくさんあります」

あっさりと言われて、唖然とした。

それ以降、漢方薬を飲むことはなかった。

長崎の病院は、それこそ遠くは北海道からも患者が来ていた。

ＴＶの影響が大きかったようだ。

私は当時、藁にもすがる思いで、「うつ病」からの回復に関する情報を集め、これはと思う治療法に飛びついていたのだ。

こういう早計な考えが、結局は、『うつ病』からの回復を遅らせていた。落ち着いて、その療法の本質を見極めなければ、元の木阿弥《もくあみ》だ……。

回復への焦りがまたぞろ出てしまい、誤った服薬によって、せっかくいい方向に向かっていたものを逆に後退させてしまったのではないか……。

スポーツクラブ通いも板に付き体力も回復してきた。新たな仕事にも目途がつく一歩手前だったのに……。

いったい私は何をしているのか？

全ては、早期回復への焦りから来ている。

しかし、よく考えたら、もう既に発症から二年以上が経っている。今の精神科の医師も退院後に最初に訪ねた際に、「治るまでにあと、一年半から二年」と言った。入院前から数えたら、病院通いも二年になる。

マスコミから流れてくる情報やネット検索で得られる情報に惑わされることなく、今度こそ腰を据え、「うつ病」と真正面から向き合おう!!

がっぷり四つに組み合おう!!

以前から比べたら、各段に考える力と気力が出てきている。今一度、自らが「うつ病」になった原因を突き止め、自らが解除し、二度とそうならない考え方を身に付けるのだ。

そして、ここまで来たら、今まで以上の健全な肉体と精神を手に入れよう。

前にもまして、「うつ病」からの完全復活への思いを強くした。

そのためにまずは、今一度、「うつ病」から回復するための正しい情報を収集しよう。

底なしの沼に落ちるのを瀬戸際で止めてくれ、間違いなく回復へのターニングポイントとなった、録画してあったＮＨＫの『病の起源』をもう一度、何かを見落としていないかと思い、見てみた。

すると、探していた答えが時を置かずに見つかったのだ。

正確には、答えを見落としていた。

「これだ!!」

それは、「うつ病」かどうかは、血液の検査でわかりつつあるというというものだ。

実際に、「うつ病」になったあるＩＴ会社の営業責任者の大学病院での回復の事例が取り上げられていた。

彼が血液検査で「うつ病」と明確に診断され、回復の過程で、血液検査の結果もよくなっていき、やがて社会復帰する姿を映像は追っていた。

「今度こそ間違いない!!」

この後時間を置かず、ある新聞記事をきっかけに、インターネット上でこの血液検査の手法の詳細、実施している病院であり医師を探し出す過程で、放映されたものとは違った別の確立間近の血液検査の手法に偶然にも辿り着き、「うつ病」からの完全帰還の物語上最大の幸運をつかみ取ることになった。その意味では、「また、間違った!!」のではあるが……。

（このことには、この本の出版にあたって、原稿に最後のチェックを入れている時、念のためにもう一度録画したＮＨＫの映像を見返していて気が付いた）

これまで何度も何度も間違った判断を重ね、辛く長い悶々とした日々を重ねてきた私は、正真正銘の〝セレンディピティ（偶然による幸運）〟に遭遇することになる。
それはまさに、〝偶然〟ではなく〝必然〟であった。

第三章

決定的な転機となった「ＰＥＡ濃度測定検査」との出会い!!

本当に私は「うつ病」なのだろうか……

「それにしても……」

ふと、思った。

「自分は本当に『うつ病』なのだろうか？」

「うつ状態の時に、いろいろな薬を飲み（飲まされ）、三カ月の入院を経て、さらに本格的にたくさんの薬を飲むことで、本当の『うつ病』になったのではないだろうか？」

「たとえそうだとしても、もっと自分に合った治療方法を知らずして、事ここに至っているのではないだろうか？」

「自分にたくさんの知識とお金があれば、早く確実に治すことができたのではないか？」

そう考えると、入院を始めとした判断やセカンドオピニオンを取らなかったことが悔やまれてならなかった。

確かに、死にたいとまで思い詰めたこともあった。目の前を、青い色の京浜東北線の電車が通過していった記憶も時によみがえる。

朝、あれほど好きだった仕事に行きたくなくなり、実際にベッドから這い出すことができない日もあった。

マンションのベッドから会社のデスクまで直線距離で三〇〇メートルもないにもかかわらず。

接待で使う店にも徹底してこだわりを持ち、いくつか自慢の隠れ家的な店を確保していたものの、肝心な〝食欲〟もほぼ失い、時に、水を苦く感じることさえあり、やがて、接待の場さえも苦しみに変わっていった。

こと、〝性欲〟に至っては、「〝英雄色を好む〟を地でいっていますね」と言われて悦に入っていたものの、当時は、ゼロと言うかマイナスですらあった。

肉体が欲する全ての〝欲〟を失い、生きることも含めて、全てを〝億劫《おっくう》〟と感じた。

そして、医者に「普通の『うつ病』です」と診断されるに至ったのだ。

しかし、一刻も早く治したいとの焦りからの数々の失敗経験を経て、ここまできたら、この〝身体の病《やまい》〟ととことん、かつ、真正面から向き合い、克服し、とっととさよならしようと改めて腹を括った。

この頃、スポーツクラブ通いも板に付き、計測するごとに数値も改善していくことで、少しずつ体力への自信も芽生え始めていた。

ＮＨＫスペシャルで放映された『病の起源』を見て決めた、「どんなに眠くても、朝は決まった時間に起きる」に始まり、「薬はこれ以上増やさない」に終わる九つの行動指針を実践する中で、地に足を着けて将来を考えることができるようになり始めてもいた。不安の炎で機能不全に陥った「脳」が一息つき、新たな細胞が徐々に増えてきているような感覚があった。

では、どうすべきか。

「図書館で『うつ病』に関するほぼ全ての本を読んだといったところで、最新の治療方法に関する充分な情報を得たわけではない。専門書までは読んでいないし、また、セカンドオピニオンも取らなかった」

「これまで、もっと自分に合った病院であり専門の医師であり、最新の治療方法を必死で探してきたとはいえないのではないだろうか？」

セカンドオピニオンを取ること、自分に合った医師と治療法をしっかり探すこと。

私は、まずはこの二つと、きちんと向き合い決着をつけることにした。

そして、NHKの『病の起源』を見返す前に、インターネットで検索をしまくった。

キーワードは、「うつ病、薬なし、減薬、名医、再発防止、寛解、回復」などである。

「名医」で引っかかった情報の中には、医師自らが「うつ病」を克服したという人もいたが、その治療法が「認知行動療法」だったので、セカンドオピニオンの対象からは外した。

その時は、「認知行動療法」はとっくにやっていたし、私には合わないと強く感じていたからだ。

しかし、過去を振り返り、将来を考えられるくらいまで脳が回復をしてきた段階では、自らが進んで「うつ病」になった真の原因を突き止め、その責任を自らにきちんと帰した上で、そうならない行動をとることができるようになれば、それは、回復へのひとつの確かな治療法であることが、その後の体験を通じてわかった。

インターネットからは様々な情報が、それこそ、あふれんばかりに次々と吐き出されてきた。

これだけの数の治療法や、「うつ病」を患っている人々のブログがあるということは、現代社会において「うつ病」は猛威を振るっている状態だといっても過言ではないだろう。

潜在患者（うつ状態の人々）を含めると四〇〇万人という説もあるが、少なくとも私には実感値であった。

治療法では「鍼灸」や「高照度光刺激療法」などがヒットした。

私は、その後、縁あって週一回のペースで鍼灸整体院に通うようになるのだが、その経験から言うと、「鍼灸」は施術により血流がよくなることから、脳に血が回り、考える力が出てきたり、自律神経を整え、胃腸の調子がよくなってくるという面では有効かもしれないが、「うつ病」に直接効果があるかはわからない。

しかし、回復期においては、自らの体験上、自律神経を整える面からその効果はある気がしている。

一方、「高照度光刺激療法」も身体全体で高照度の光を浴びることによって、体内リズムに関係するセロトニンの分泌を正常化させるとしているが、「これで治るなら、『うつ病』の患者はもっと劇的に減ってもいいんじゃないか?」とため息まじりに思った。素人考えでしかないが、一〇人中一人ぐらいには効くのかもしれないなという感じでとらえた。体内時計を正常化させるという意味では、睡眠障害の人にはいいかもしれない。

前頭葉の両側の皮膚に電極を当てて、通電を行う「電気けいれん療法」という治療法もあった。

これは、脳をけいれんさせるもので、即効性があり希死念慮（自殺願望）抑制効果が期待できると記されていた。

だから、「うつ病」でもかなり重度の患者のためのもので、一方で再発率も高いとあった。重度の「うつ病」や「躁うつ病」の患者向けの緊急避難的な治療法と認識をした。

もちろん、当時の私には、既に希死念慮はなかったので必要はなかった。

ほかにも頭部に磁気を照射する「経頭蓋磁気刺激療法」などあったが、効果はともかく、正直、脳に電極を当てたり、磁気を照射するなどという手段自体が怖くて、試す気は全くしなかった。

やはり、これまでの治療法であり、それに基づく施術を行う医師にセカンドオピニオンを求めても意味がないことがわかった。すぐに、検索のキーワードを、「うつ病、血液検査、医師、大学病院、ＮＨＫ」に変更した。

しかし、すぐにヒットすると思ったが、なかなか〝スパッ〟とは出てこなかった。

その日は夜も遅く、明日もう一度、ＮＨＫで流れた映像を見直すことを決めてネットサーフィンを終えた。

血液中の「ＰＥＡ濃度測定」に見えた光とは

翌朝、スマホでネットニュースを見て、その偶然性に心底驚いた。

「血液の血漿《けつしょう》に含まれる分子である『リン酸エタノールアミン（ＰＥＡ）』の濃度が『うつ病』の診断の決め手になる!!」という見出しの記事が出ているではないか!!

血液中のＰＥＡ濃度を測定することにより、その人が「うつ病」であるか否かの客観的診断ができるという。

そして記事には、「九割以上の精度で精神疾患を診断できる物質は、ＰＥＡのほかに知られていない」と書いてあった。

ＰＥＡは非常に小さな分子で、体内に存在している天然の化合物だ。

「うつ病」になると血液中のＰＥＡの濃度に異常値が出るらしい。

なんだ、ＮＨＫの映像に映っていたのはこれだったんだ!!　それにしてもなんというタイミングなんだ!!

先にも書いたが、ＮＨＫの映像が取り上げていたのは、実は血液中のＰＥＡ濃度ではなく、あるホルモンの量を測る検査手法であったのだが、このニュースを知った時点で、それは、私の中では全てＰＥＡ濃度検査に置き換わってしまっていた。

ＮＨＫで放映された内容は、まさに、ネット記事に書かれていたのと同じ、「うつ病」か否かは、血中に存在するある物質の量を調べればわかるというもので、カメラはＩＴ会社の営業責任者がこの血液検査で「うつ病」と診断され、医師の正しい指導の下、回復の過程で血液検査の結果もよくなっていき、順調に社会復帰を果たすまでの姿を追っていた。

放映内容をより具体的に紹介する。

そのＩＴ会社の営業責任者は、大きなシステム開発の仕事を受注してきたものの、プロジェクトをまとめきれず、結局、納期に間に合わなかった。お客様の信用を大きく失い、会社にも多大な損害を与え、経営者からも大変な叱責を受け続けた。

結果、彼は自らを徹底的に責め、経営者やお客様からのプレッシャー、部下へのプライド等々が相まってとうとう出社すらできなくなる。何をするのも億劫《おっくう》になり、仕事を辞めて自宅アパートに引きこもり、日々、外出することもまれで、自宅アパートで寝て過ごすようになっていた。

より良い医者を探すでもなく、これまでに出された薬を飲む、ゴロゴロする、寝る……を繰り返すだけの生活が、もうかれこれ三年近く続いていた。そこには、回復への気力すら見られなかった。

その彼が、このままではマズいとの最後の思いで訪ねた大学病院で血液検査を受けた結果、「うつ病」であることが科学的に判明し、これに基づいてそれまで処方されていた脳の機能を沈静化する薬ではなく、活性化する系統の薬に大きく変更をした。

すると、「うつ病」も回復の兆しを見せ、やがて、ある福祉施設の仕事に就くことができるまでになった。

今では毎日、身体を動かすために自転車で出勤し、新しい職場の同僚とコミュニケーションをとりながら、少しずつやる気も出てきて仕事に貢献し始め、それが、周りのためになっているとの自信に繫がり、完全回復への好循環が始まっていた。

減薬も血液検査の結果の数値を見ながら慎重に進められ、順調に回復に向かっているという内容であった。

確かに、「うつ病」になると、何をするにも、とにかく〝億劫《おっくう》〟に感じる。「うつ病」＝「億劫《おっくう》」＝「全てがだるい」＝「何もしたくない」＝「全てのやる気が失せる」といっても過言ではない。

最初は、自分の意志が弱いため、こんな症状になるのだと無理に頑張ろうとするが、心も身体もついてこない。とにかく、何をするにも〝だるい〟し、〝億劫《おっくう》〟になるのである。

一方、医師からはとにかく静養しろ、何も考えるなと言われる。

「何も考えるなって、だいたい人間は考えるから『ヒト』という生き物なのだ。考えなければ、それは人間とは言えないじゃないか。確かに、悪いことばかり考えてはいけないことは自分だって理解はしている。だけど、それができないから助けて欲しいんだ。自分でなんとかできるくらいならとっくの昔にやっている」

私は事業の不振をきっかけに全てが逆回転を始め、負のスパイラルにはまっていった。

会社、家族、出資者、友人など、事業を取り巻く全ての人々にかける迷惑と自らの将来への不安で頭がいっぱいになった。

加えて、身体も重くうまく動かせない、動作も緩慢になって、しょっちゅう物の角に足の指をぶつける。足の親指の爪は真っ黒だ。

自分の身体が自分のものでない感覚、つまり、隅々の筋肉まで神経が行き届かない感覚が全身を覆う。

そして、恐ろしいくらいの薬を消費する日々……。

ここまで自分の症状が進むと、「病気」なのか、心の弱さからさぼっているだけなのか、わけがわからなくなってくる。

医師に、「うつ病」は立派な病気ですよと言われ、薬は出されるけれども、何か目に見える病気の科学的・客観的な〝証《あかし》〟はないのか？

誰がどう見ても、「病気」なら、「仕方がない、会社を辞めてまずは直そう」「会社を辞めることになっても、早く復帰ができるなら、入院をして集中的に直すぞ!!」との判断もできる。

たとえば、怪我をしたら、その傷口が見える。痛みを感じる。止血剤を塗るのか、ばんそうこうを貼るのか、対処ができる。

内臓が悪いならレントゲンや胃カメラや大腸スコープなどで、具体的にどこが悪くて、病名はなんなのかもはっきりとわかる。結果、薬で治すのか、手術をするのか、はたまた、入院を選択するのか……。回復への対処ができる。

だから、血液中のＰＥＡ濃度を調べて、「うつ病」なのかどうかを科学的・客観的に診断できることは、私にとって「うつ病」からの完全回復のための最大のきっかけであり、マーカーになると確信をした。

「うつ病」の診断方法にはほかにも「光トポグラフィー」という、ヘッドギアをつけて目の前のモニターに映し出された文字などを読み、その時の脳の動きを検査して調べる方法があることも知った。

このやり方でもかなりの精度で「うつ病」か否かの診断ができるらしいが、もともと、「うつ病」と「うつ状態」は違うもので、これらの判断はベテラン医師でも難しいと言われている。

脳梗塞や甲状腺の障害、パーキンソン病でも「うつ病」と診断されることは少なくないというし、そうした映像を過去に見た記憶もある。

「やはり、ここまできたら、『ＰＥＡ濃度測定検査』を一刻も早く受けてみたい!!」

『病の起源』を見た時に、「危機というか、想像すらしていなかった異常事態に直面し、私自身の身体が正常に機能して防衛本能を発揮、結果、一時的に私の命を守るためストレスホルモンを出しまくり、『うつ』という〝病〟になった」と理解をした。

自らの身体に感謝すらした。

同時に、それが、〝身体〟の「病気」であれば、現代医学をもってすれば必ず治るし、ストレスホルモンで機能不全に陥った「脳」を癒すことができれば、必ず回復するとの確信が目覚めていた。

〝心〟という形のないものに向き合うのではなく、〝脳〟という形のあるものに向き合うのだ。それだけでも、意識が変わるというものだ。

とにかく、すぐに、自らの血液中のＰＥＡ濃度を測定するしかない。

それしか、自らの完全回復への道はないと確信をするに至った。

自分に向き合ってくれる本物の医師との出会い

私は血液中のＰＥＡ濃度の検査をしてくれる病院を必死に探した。

「ＰＥＡ濃度測定検査」は二〇一一年、本格的に臨床研究が始まった、新しい手法だという。だから実施する病院は限られている。

「ＰＥＡ濃度測定検査ができて、自分が通院できる病院（遠くても都内）である」

「減薬したいという意向に強く寄り添ってくれる医師」

そう基準を決めて探したところ、ここまでに事前情報もそれなりにあったことから、港区の外苑前にある川村総合診療院がほどなく見つかった。

ホームページには「血液検査によるうつ病の補助診断ができます」とあった。

見つけた時は、それはそれはうれしかった。

さっそく、予約を入れると同時に、ネットでここの院長である川村則行医師の記事を読んだ。「読み漁った‼」が正確な表現だ。

川村院長は東大医学部、大学院を卒業後、国立精神・神経センターで研究職に就いていた。

血液中の物質や細胞を研究する中で、ＰＥＡ濃度測定検査の可能性に気付いたという。ある記事では研究職から医療現場に出た経緯について書かれていた。
- 日本の「うつ病」患者は約一〇〇万人いる。未受診者を含めるとそれは四〇〇万人に達する。
- 「うつ病」は通常の身体的疾患と異なり、治療薬剤の選定のための確固たる基準が存在しない。

●日本の自殺者は年間約三万人。

そのうち少なくとも一万人は「うつ病」であり、残りの二万人にも未受診の「うつ病」患者が多数含まれている。

自殺による日本の国全体の経済的損失は年間で一兆二〇〇〇億円。うつ病患者一人当たりの年間の経済的損失は二〇〇〇万円にもおよぶ。

うつ病患者の失業率も高く、経済的困窮から自殺を選ぶ場合もある。

うつ病ケアは日本社会にとって、喫緊の重要課題のひとつになっている。

●今まで、うつ病診断は専門の医師による問診しか手段がなく、健康診断や専門外の診療科において、「うつ病」を発見するのは困難だった。

●「うつ病」は適正な治療で治癒し、早期発見が予後改善と再発防止に役立つため、専門医でなくとも診断できる客観的判断基準の一刻も早い設定・確立が望まれる。

こうした、我が国の「うつ病」が抱える課題解決への思いがきっかけというものだった。

そして、

「『うつ病』と『不安障害』の診断基準には、類似点が多く見られる。『うつ病』がほかの精神疾患と混同され、適切な治療を受けられていないケースは多いのではないか？」

こうした高い問題意識を掲げ、使命感をもって治療にあたっている川村院長に、私はまだ会っていないにもかかわらず強い信頼感を持った。

「血漿ＰＥＡ濃度測定が『うつ病』の補助診断に役立つ」

この研究成果を広めて、〝一般的〟な検査・診断手法に確立していこうとするととても大きな志も持っている。社会的な意義も大きい。

初受診の日が待ち遠しかった!!


実際に診療院へ行き、初めて院長と対面した。

私はこの時、ようやく自らの〝病《やまい》〟に真正面から向き合ってくれる医師に巡り会えたと思った。「うつ病」から完全回帰できると確信した瞬間でもあった。

地獄で仏!!

川村院長こそ、その〝仏〟であった。

これまでも、関わってきた医師の方々は、私の病状に対して、その時その場でできる診療であり治療はしてくれたと思う。

だが、川村院長に初めて会った時に、

「この人は『うつ病』の真の辛さであり、その本質を知っており、『うつ病』で苦しんでいる私の人生であり未来に対して治療を施してくれるのではないか!!」

「これで元の自分に戻れるに違いない!!」

と強く感じた。

第一に、ここでは患者一人一人の異なる状況を把握して、五分間診療ではない、適切な診療をしてくれる。

一人の患者につき、状況に合わせて充分な時間をとってくれる。長くなると診療時間は三十分にもなったりすることもあった。

それに、平日を休診日にあてているため、日曜日に病院が開いている。

「うつ病」の発症は、会社での激務や仕事上のつまずきがきっかけになる場合が多い。そういう、ビジネスパーソンが通いやすい休日に診療をしてくれるのはありがたいと思った。

これまで通っていた医院と同じく、ここも予約制ではあるが、時に三十分以上待つこともある。これも患者の状況を丁寧にカウンセリングする結果だと思えば、理解できるし、不思議なことに、私を最初に「うつ病」と診断した五分間診療の病院では、明らかに待たされている患者のイライラ感が強烈に伝わってくるのに、ここでは、一切それがなかった。

初診でない限り、患者は皆、そうした川村院長の患者に対する姿勢がわかっているからだ。本当に穏やかな待合室の風景であった。

加えて、「患者の抱える問題を突き止めることが治療成功の鍵である。客観的なデータに基づき、無駄な薬の使用を極力なくす」というぶれない治療方針を掲げていることに好感が持てた。そうした姿勢が診療のたびに伝わってきて、やがてそれは全幅《ぜんぷく》の信頼へと繋がっていった。

「PEA濃度測定検査」とは

いよいよPEA濃度測定検査となった。

検査日は二〇一四年五月、血液を五ccほど採取する。

「PEA濃度測定検査」について少し説明しておこう。

前述した通り、「PEA濃度測定検査」は血漿《けっしょう》の中にあるリン酸エタノールアミン（PEA）の濃度を測定して「うつ病」か否かを診断するものだ。

測定する技術を「メタボローム解析」と呼ぶ。

これは血液や唾液などに含まれるアミノ酸や糖などの代謝物の成分を分析する技術のこ

とだ。

使用する測定器は、タンパク質などの大きな分子は測定できず、尿酸やアミノ酸といった小さな分子を測定する。

「うつ病」か否かを判断する物質、ＰＥＡの濃度はμM（マイクロモーラー）という単位数値で出される。

モル濃度は溶液の濃度を表す一つの方式で、高校の化学で習うものを思い出していただきたい。

そのマイクロ値なので、一〇のマイナス六乗となる。とても小さい。

「うつ病」を「身体の病気」と認識して、身体が何に反応しているのかを探り出そうというのがＰＥＡ濃度測定検査のコンセプトだ。

ＰＥＡ濃度の基準は以下の通りだ。

①〇・五〜一・三九μM……九〇％が「うつ病」、残りの一〇％に統合失調症、不安障害、まれに健常者が含まれるので問診による鑑別診断が必要となる。

②一・四〇〜一・五三μM……誤差があるので、どちらともいえないが、臨床診断との兼ね合いで判断。「うつ病」のボーダーラインといえる一・五μM以下は「うつ病」圏内

と考える。

③一・五四〜一・七九μM……ある程度、元気はあるが、「うつ病」の症状は残っている。自覚がなくともノルアドレナリン機能やドーパミン機能が低下している可能性がある。抑うつ的な症状があっても、不安のみしかない場合が多い。「不安障害」はこの領域の場合が多い。

④一・八〇〜三・〇〇μM……「うつ病」であれば寛解状態、もしくは回復期。

⑤三・〇〇μM以上……ほとんどの場合は測定ミスによる。採血時の溶血などのミス、あるいは、測定装置の操作上のミスである可能性が高い。その他の疾患である可能性も示唆しているので、再測定を行うことが望ましい。

たとえば、六〇キロの体重の人だと、血液は身体全体に対して、四・五リットルくらい流れている。

その中に塩の粒が二〇粒くらい溶けていると「うつ病」ではなく、五粒くらいだと「うつ病」というイメージだろうか。

「ＰＥＡ濃度測定検査」にくらべると問診はまるで文学!?

川村総合診療院でも、もちろん、ＰＥＡ濃度測定検査に先立ち「うつ病」の問診票への記入が行われた。

この問診票への記入による識別判断は、ほかの病院でもこれまで何度も受けた。識別判断には三種類あり、伝統的診断基準の「クレペリン検査」、ＷＨＯ（世界保健機関）が活用している「ＩＣＤ－10」、それにアメリカ発の診断基準である「ＤＳＭ－５」で、今は、「ＤＳＭ－５」を使っている医師が増えているという。

「ＤＳＭ－５」では九項目の設問中、五つ以上あてはまると「うつ病」が疑われる。

この九項目のうち、なんと不安障害と重なるものが四項目もあると聞いた。

九項目はさらに細かく、わかりやすいチェックシートになり、患者に渡される。

たとえば、

- 身体がだるく、疲れやすいですか
- 騒音が気になりますか
- 自分の人生がつまらなく感じますか
- 常に悲しい気持ちになりますか

このような項目が並び、これにチェックを入れていく。

「なんだか、科学的じゃないな。これじゃ占いとか、心霊術とか、いずれにしても〝科学〟というよりは、ほとんど〝文学〟に近い診断だ‼」

「おまけに、病院に受診に来ているからには、多くの人が自らの『うつ病』を疑っており、そうした誘導的な質問項目には思わず〝イエス〟と答えるだろうに……」

「これでは正しい診断が難しいわけだ。なるほど、だからこそ、ＰＥＡ濃度測定検査があるんだな」

これまで、「あなたは、間違いなく〝普通の〟（または〝立派な〟）うつ病です‼」と診断してきた医師たちは、この、極めて文学的な診断基準だけで〝病《やまい》〟との結論を出してきた。また、今もその診断を下しており、これからも下し続けていくと考えると、今更ながらぞっとするのは私だけだろうか⁉

数値化されているから、よくなっていることがわかる

さて、二週間待って出た私のＰＥＡ濃度の値は「一・二七μM」。

「一・五μM以下」が「うつ病」圏内の数値なので、この時の私は「うつ病」と診断され

た。

今までの医師たちも間違ってはいなかったわけだ。

ただ、きちんと数値化されたおかげで、ほっとしたというか、再確認できた安堵感が、そこには厳然と存在した。

なぜなら、自らの誤った判断に基づき、自らが招いた病気ではなく、私の身体が、私の命を守るために、自らに内蔵された防御本能をフルに発揮してくれた結果であったことが確認できたからである。

これまでの体験を通して考えると、精神疾患の治療に使用されている薬の多くは、病気の根本的な原因を取り去るものではなく、症状を和らげるための、いわゆる対症療法的なものが中心なのだと思う。

私は「うつ病」と診断された初期の頃、それこそ自殺までを考えるほどだった。

こうした危機的な状況では、まず「自殺」を考えることすらできなくするくらいに、「脳」の炎上を消火器のように一挙に消し止め、結果、しばらくの間、「脳」をぼかすくらいの強い薬も必要だったと思う。

しかし、やめどきというものがわからないから、長期にわたって大量の薬を飲んだ結果、せっかく、体力的にも元に戻り、また、脳自体もやっと自らが「うつ病」になった原因や将来のことを改めて考えられる状態になりつつあったにもかかわらず、進むべき途を間違え、薬物依存の入り口の門扉を開きそうになっていた。

しかし、この初期の一番苦しい時期にこそ、医師には、プロ中のプロとして患者の症状に合わせて、最適な薬を最適なタイミングで投与することにより、患者の「脳」を整えるために徹底して主導権を発揮して欲しいと強く思う。

しかし、現実は、少なくとも、これまで関わってきた内科医であり精神科医は、

「何か、趣味を持ってください」

「何も考えずに、眠い時は寝てください」

「仕事のことは全て忘れてゆっくりと休んでください」

「今は、何も考えず、枯渇したエネルギーの充填に専念してください」

「そして、これだけの薬を忘れずに、必ず、飲んでください」

と繰り返す……。

こうしたことをやれる環境にない、また、考えることもできなくなっているのに繰り返し唱えられても、無理難題を突きつけられたような気分だった。

それがやれないから、ここに助けを求めに来ているのに、崖から落ちそうになっている私に、ロープではなく、浮き輪を差し出しているような診療だった。

この川村総合診療院では、そうしたことは一度もなかった。

その証に、五カ月後に測ったＰＥＡ濃度は、「一・九二μM」となっており、健常者の数値であった。

この間、ＰＥＡ濃度の測定数値を見ながら、川村院長は、

「この薬はこういう役割です。村井さんにはもうこちらの薬は少なくていいから、徐々に減らしていきましょう」

と、それぞれの薬の効能と治療方針をその都度、実に丁寧に説明をしてくれた。

もちろん、これほどまでに使用する薬の働きを丁寧に説明し、私の望んでいた減薬をしてくれる医師は、今までにいなかったことは言うまでもない。

私としては、数値的にかなり回復したのが目に見えていたので、

「じゃ、もっと減らせるんじゃないの？」とも感じたこともあった。

しかし、今から思えば、私のすぐに自信を持ってしまう性格を見抜き、だからこそ、慎重に減薬に導いてくれていたのだと思う。

やがて、いろいろな薬が、三〇㎎から二〇㎎になり、一〇㎎を経て、お役御免の〝ゼロ〟になっていった。

そして、通い始めて十四カ月で、

「今度は五カ月後に顔を出してください」

と言われるまでに回復した。

約束の五カ月後、ＰＥＡ濃度測定検査を受けた。二〇一五年十月のことだ。

値は「二・一二μM」。

もう、「うつ病」とは誰も呼べない数値であった。

ＰＥＡ濃度測定検査によって、私は初めて自らの「うつ病」を「身体」の病気であり、「身体」が正しく機能した結果が招いた誰の責任でもない自らの問題と腹落ちし、適切かつ納得のいく治療を受けて、まさに地獄の淵から「生還」することができたのだ。

カウンセリングによって患者に気付かせるべきこととは

ＰＥＡ濃度測定検査もさることながら、私は川村院長が、カウンセリングを重視してくれたことも、復活できた大きな要因だと思っている。

診療時間中、徹底して質問をされたのだ。

質問というよりは、問いかけだろうか。

毎回、禅問答に近いこともあった。

確かに、川村院長の経歴の中には、東大時代、本気で仏門を目指したことがあると書かれていた。

毎回、こちらが話すというよりは、院長から投げかけられた問いに対して、こちらが答えるというスタンスだった。

そうすることで、病気の根底にある、様々な問題や原因を探ることができたように思える。

だいたい、質問されて、素直になんでも答えられるようなら、「うつ病」になんかならない。

全てをさらけ出す行為は、「うつ病」ではなくてもなかなかできないものだ。

診療開始当初、私はまだ小さなプライドを捨て切れていなかった。

会社の経営が行き詰まりつつある中で予測される敗北者人生からの逃亡。

そこから〝薬〟を多用したため、自らが「うつ病」を招いてしまったのではないかとの後悔の念。

本当は全てを素直に話して、すぐにでも楽になりたかったのだ。

なのに、後悔の念と不安感を隠し、つまらないプライドを守ろうと、こちらは価値のない防衛本能が働いていた。

それを川村院長は時間をかけて、丁寧に解きほぐしてくれた。

「村井さん、そこまでの働き方をしていたら誰でも『うつ病』になるよ。それに、あなたの人格でも経営能力の問題でもない。だからね、逃亡者でも敗北者でもないし、それは、結果であって、誰のせいでもないんだよ」

診療を重ねるごとに、私は自分自身の変化に気付くことになった。

「そうか、身体の不調は自殺を思いとどまらせてくれたアラーム信号で、その時点で、それを出せる健全な肉体が私にはまだあったんだ」

「じゃ、自らの身体に感謝しなくては。私の身体にはどんな時だって生き抜く能力が備わっているんだ」

「私には、生きる力が人一倍あるんだ!!」

「じゃ、リスタートを切ればいいだけだ!!」

「できる!!」

なぜ、病気になったのか。

どう治して、どう変わればいいのか。

結果、どういう未来が拓けるのか。

院長のカウンセリングはまさに私に対する「自律性」の育成であり養成だったわけだ。

通常、医師もカウンセラーも患者に対して〝生き方〟まで踏み込んだ具体的なアドバイスはしない。五分間診療では物理的にも、全くもって無理な話だ。

なぜなら、うつ病患者が直面しているのは、自らが遭遇した重苦しい事態の解決策が、考えても、考えても見つからない状態だ。そうした肉体的にも精神的にもふらふらの時にも、患者は常に、明日生きるための大小様々な決断を迫られる。しかし、そんな時に決断のための更なる答えなど探しても見つかるはずもなく、やがて、決断すること自体が億劫《おっくう》になる。

不安はますます増強されて、迷宮の奥に迷い込む。

こういった状況の堂々巡りこそが「うつ病」なのだ。

迷宮の奥からの救出は一回五分間では、とてもとても不可能である。

「ＰＥＡ濃度測定検査」を「うつ病診断」の標準にしたい!!

二〇一五年十二月の検診日のことだった。

既に私は新たなビジネスパートナーとともに新会社を立ち上げ、同時に、縁あって事業構想大学院大学の〝新電力ビジネス〟の研究員としても活動を始めていた。

そんな中、まだ、三カ月に一度は、順調な回復状況の報告もしたく、病院には顔を出していた。

診療後、川村院長に、

「ところで村井さんは経営者として復活し、これまでも、いくつかの会社を経営したり、幹部として働いてきたと聞きましたが、米国で事業を興した経験はありますか？」

と尋ねられた。

私にはその質問が、どうして院長の口から出たのか、なんとなく想像がついた。

日本の健康診断の検査項目に「うつ病」を加え、ＰＥＡ濃度測定診断での判定を一般化することが院長の夢だと感じていたからだ。

院長は、それをより現実的なものにするためにヒューマン・メタボローム・テクノロジーズ（ＨＭＴ）という慶應大学発の上場医療ベンチャー企業と連携して研究・開発を進めており、ここに、自らの特許も含めてナレッジを提供し、その実現に情熱を注いでいると聞いていたのだ。

しかし、日本の医療業界は、産業界でたとえるなら「重厚長大産業」であり、新興勢力の新たな理論やビジネスモデルが簡単には認められる業界ではない。

「ＰＥＡ濃度測定検査」についても、もし、認められたとしても、現状の分析装置で測るとなると、検査料はかなりの高額になるし、時間もかかるとも聞いていた。

全国の病院で検査ができ、なおかつ、その検査が健康保険の対象になるまでには、まだまだ時間がかかる。

現在、川村総合診療院では厚労省の倫理指針承認を受けて、臨床医学研究の名のもと、ＰＥＡ濃度測定検査を無料で行っている。

こうした中、一刻も早く、一人でも多くの患者を「うつ病」から救うには、まず米国でこの理論をスタンダードにし、「うつ病」の検査マーカーとしての承認を得た方が早いのではないかと川村院長は考えたようだ。

私としても、米国での会社設立に関する知識はなかったものの、自分がこのＰＥＡ濃度測定検査で本当の意味での「うつ病」からの完全回復のきっかけをつかんだことからも、ＰＥＡ濃度測定検査が日本で一日も早く「うつ病」の検査手法であり試薬として承認を受け、一般化することに全身全霊で協力をしたいと強く思った。

また、以下に述べるような話を聞いたことからも、その思いをさらに強くした。

たとえば、仕事上で大きな失敗を犯し、上司から叱責を受け、会社に行きたくなくなり、朝、起きられなくなったというだけで、誤って「うつ状態」ですねと言われ、「安定剤」➡「睡眠薬（弱）」➡「睡眠薬（強）」➡「抗うつ剤」の流れに予期せずにはまってしまった結果、本当の「うつ病」になってしまう人も少なくないのではないか……。

また、診療院の症例の中には、こんな事例があったという。先生から聞いた話だ。

二十代の男性が急に仕事のミスが多くなり、激務も重なって、これは「うつ病」ではないかと上司に言われて院長を訪ねてきた。

週に一度しか休むことができず、残業は当たり前、昼食も満足にとれないほど忙しかったのだという。

しかし、彼のＰＥＡ濃度測定検査の結果は「うつ病」ではない数値を示した。

結局、ミスを連発した原因は、脱水症状によって引き起こされた集中力の欠如であると判明したのである。

そのため、規則正しく食事や水分をとっただけで、回復したという。

不安が先行した心理状態の時に問診票にチェックを入れ、その結果を基にした文学的な脈絡での診断の結果、「うつ病」と判断されれば、大量の薬を処方され、長期間服用することによって、本当の「うつ病」になりかねない。

こうしたことは、日本中の至るところで、日々起きているに違いない。

私は、ＰＥＡ濃度測定検査が「うつ病」のマーカーとして普及することの大いなる価値と社会的な意義を自らの体験から強く感じていた。

「心の病気」という間違った表現が、「うつ病」を治りにくくしている

〝うつ〟は「心の風邪」と、いかにも聞こえのよい、本格的な〝病《やまい》〟であることを気付かれないようにしているとしか思えない言葉で表現されたりしている。

また、「うつ病」と言わずに「うつ」と言って、〝病《やまい》〟という文字を意図してかどうか、真相はわからないが外していること自体、この大変な〝病《やまい》〟を医療の世界であり製薬業界が軽く考えている感じが強くしている。

大変な思いと時間をかけ、〝うつ病地獄〟の淵から蜘蛛の糸を必死に辿って這い上がってきた私は、不快感を禁じ得なかった。

おそらく、これは精神科や心療内科に行って相談するのは、内科などにかかるのとおなじようなものだというイメージを作りたいのだとしか思えない。うつ状態における受診のハードルを下げるためというのはお題目で、実体は、製薬業界の販促キャンペーンのようなものだと思える。

確かに「精神科に通院しています」というのは、世間体が悪いと感じる人は多い。私自身がそうであった。

そのハードルを下げるということは、それは我が国には、なんらかの原因で精神を病む

人、つまり、潜在的な「うつ病」予備軍であり、「うつ状態」の人々が大変多く、早めに専門医にかかって欲しいということの現れである。

しかし、そんなに簡単に〝うつは心の病《やまい》〟などと言っていていいのだろうか？

私には「心の病気」が、薬だけで治るとは到底思えない。

ドイツの権威ある医学書の最初のページには「風邪に効く薬はない」と書かれているそうだ。

日本でも、医者は風邪をひいたら、「薬は飲まず、うどんを食べて、お茶を飲んで寝る」という、まことしやかな話を聞いた人は多いと思う。

要は、風邪はウイルスの種類が膨大で、本当の意味で治す薬がないのだ。

「うつ病」も、この意味では、一〇人いれば、そこに至る原因は間違いなく全員が違うから、一律に治す〝薬〟は存在し得ないと言える。

確かに、日々自殺を考えるまでの状況に至った際には、機能不全に陥っている「脳」をぼかし、自殺させないようにする薬は必要かもしれない。

一方、倦怠感が全身をくまなく覆ってしまっている時期には、前向きに考えることができるよう、気分を持ち上げる薬も必要で、そのさじ加減は難しいし、それこそが、精神科医としての医師の「うつ病」初期における最も重要な仕事だと今なら思える。

はっきり言ってしまえば、うつは「心の病気」などではなく、要因を持った原因のある「身体の病気」なのだ。

「心の病気」とかいう言葉は、もう使うのをやめた方がいいと強く思う。

哲学的な話になるが、「心の病気」というものがあるのならば、「心」とはどこにあるのだろうか。

アリストテレスは心臓にあると言った。

脳にあると言ったのはヒポクラテスだ。

デカルトは肉体とは違う魂を意味していると述べた。

様々な「心」の概念がありながら、場所も形もハッキリしない。

だから、治すために医師が科学的なアプローチをできるわけがない。

治そうにも、存在する場所がわからないのだから……。

がんや脳梗塞など、部位がわかり、治療も科学的に施すことができる病気と違って、「うつ病」は見たこともない「心」という曖昧な相手だから、文学的脈絡の中で立ち向かうしかないと思われてきた気がする。

科学的概念をもって、たとえば「生物学的脳機能障害」という名称だったら、もしかすると私はもっと早く「うつ病」から帰還できていたかもしれない。

立派な「身体の病気」のひとつであると理解・了解・納得をして、小さなプライドを捨て去り、変な面子にこだわらず、さっさと最新の治療を受けただろう。

うつが身体的な「病気」ならば、科学的に原因となった根本問題を解決できないで、治るはずはない。

自分が進んで病気になるならいざ知らず、そうでない場合、外部から受けた原因が必ずあるはずだ。

風邪を引き合いに出すが、一般的な風邪とインフルエンザ、肺炎では原因が違うから、処方される薬も違う。

原因を正しくあぶり出し、そこから逃げず、真正面から原因と向き合い、全ての原因は自分であるとの姿勢で解決に向けて立ち上がる。

これが、本当の意味での治癒であり完治への確かな道だと思う。

うつ状態になる前に何かなかったか？

ある時、知人から私のところに相談の電話がかかってきた。

趣味の仲間の女性が体調不良になった。大好きで始めたはずのフラダンスの練習会にも、これまで引き受けてきた発表会に向けての衣装の準備にも全くやる気が出なくなっていた。

本当に会うたびに元気がなくなっており、最近ではレッスンに参加するのも大変な様子で、以前の「うつ病」を思い始めた頃の私を見ているようだという。

そうした中、彼女自身、「うつ病」を疑ってネットでいろいろ調べてみると、自らの症状がことごとく当てはまったという。

最初から心療内科にいくのは世間の目もあってはばかられ、行きつけの内科の先生に診てもらった結果、私が最初に飲んだのと同じ「抗うつ剤」を処方されていた。

これもまた私と同じように、自らがその薬の効果・効能をネットで調べると、副作用が強いとか寛解後に自殺に至ることも多いとか……調べれば調べるほど、盛りだくさんのマイナス情報に行き当たり、どうしていいのかわからなくなったらしい。

「村井さんは経験者だから何かアドバイスをしてあげて欲しい!!」ということだった。

私は、「薬を飲むかどうかの判断をする前に、まず、自らを『うつ病』と疑うなら、今の状況に至るまでの原因が必ずあるので、それを突き止めてからにしてください」と伝えた。

家庭がごたごたしているとか、プライベートでも悩みをいくつか抱えているようだといった状況を知人から聞いて、何度かこちらから、「こんなことはありませんか?」と知人経由で問いかけ、回答をもらったものの、それが原因と思えるものはなかった。

そして、よくよく聞いてみると、以下の大変なことを、直近に経験していたのだ。

その女性は、うつ状態になる前、近所の横断歩道で車にはねられる事故に遭っていた。フロントガラスが割れるくらいの事故であったにもかかわらず、本人は軽傷だったため、病院で検査をすることもなく、そのまま普段の生活を続けていた。

そこで私は、

「『うつ病』を疑う前に、そんな事故に遭ったのなら、まずは、そっちの検査もしておいた方がいいですよ」

「整形外科に行ってみてください」

すぐに検査を受けたところ、なんと車との衝突で首の骨がずれて、直接、骨が神経に当たっていたことが判明した。

こんな身体の状態で、フラダンスの発表会に向けて仲間の衣装を縫うために、毎晩、下を向いて縫製の作業をもくもくと続けていたのだ。

事故に遭った日を境に、全身がだるさで覆われ、ものすごく疲れやすくなり、やがて食欲もなくなり、とうとう、夜眠れなくなっていった。

その症状をネットで調べるとことごとく「うつ病」のそれに当てはまる。結果、心配になり内科に行き、自らの「うつ病」を強く疑っている状況で問診票にチェックを入れ、質問項目ごとに五段階の評価を決める。

「あてはまる、ほぼあてはまる……」

こうした過程をへて、うつ状態と判断をされ、薬を出された。

飲むべきか飲まざるべきか!!

これがことの顚末《てんまつ》であった。

このまま原因がわからず、薬を飲み始め、効かないということでその量を増やしていっていたら、ますますうつ状態から抜け出せず、ついには本当の「うつ病」になる可能性が高かったと思う。

精神科医はまず、患者に何をすべきか

「うつ病」は誰のせいでもない。

自分がなんらかの外的要因でなる病気だ。

だから人を責めてはいけないし、何が原因か見極め、それと向き合うという大事な行為は、他人にまかせてはいけない。

自分自身のことなのだから。

だが、もう、にっちもさっちもいかなくなったら、そこから逃げていい、むしろ逃げるべきだ。

中国の歴史書『南斉書』にある「三十六計逃げるに如かず」、この戦略だ。

死んでしまったら、復活もないしリベンジもできない。

私は自殺を思いとどまらせるための薬を否定する気持ちは微塵もない。

それはそれで必要なものだし、対症療法として間違ってはいないだろう。

また、「うつ病」になった原因の解決に立ち向かう用意ができたら、やる気を高める「武器」があればなおいい。

それが気持ちを上向かせる薬だ。

「うつ病」というのは、その原因の解決策を考えても考えても、頭から血が出るくらい考えても、脳が沸騰するまで考えても、現状では答えが見つからず、考えは堂々巡りを続け、やがて最後は、考えることすら億劫《おっくう》になり、身体が天敵のいる水槽に放り込まれた魚のように動かなくなる。

まさに〝身体〟の病気以外の何ものでもない。

ポジティブな考えの全てが停止し、ネガティブなことばかり考えるようになり、やがて、出口の全く見えない将来へのどす黒い不安が身体全体を覆い尽くす。

それが、たった五分間の診療に基づく投薬治療だけでは治らないことを真に認識して欲しい。

私が言うのも面映ゆいことだが、まず患者と寄り添い一緒になって「うつ病」の原因を探り出す医師、患者自らが原因を見つけられるように手助けしてくれる医師こそが、うつ病患者にとっては必要なのだ。

「こんなことを考えたのではないですか」

「それが本当の理由ですか。ほかにも何かありませんか」

こういった問いかけは、非常に重要だ。

私は精神科の医師ではもちろんないし、単なる素人だが、自身の経験から助言できることはたくさんあると思っている。

「うつ病」に至る原因を見つけ出す糸口を一緒に探してくれることは、患者にとって、重い口を開く大きなきっかけになる。

人には〝プライド〟がある。

そこを傷つけられると頑なになり、心に蓋《ふた》をしてしまう。

その蓋を、対話の中で患者自身が勇気をもって開くことができるように手助けをすること、そこへ導くことが精神科医の回復期（少しずつ考えられる状況になった時期）における最も重要な役割だと強く思う。

「うつ病」を扱った本によく書かれていること

私は自分が「うつ病」の時、ほぼ毎日通った図書館で、片っ端からうつ病関連の本を手にした。

どうすれば元気な頃の自分を取り戻せるのか、どのような手段を用い、いかなるプロセスを辿れば、「うつ病」からの完全帰還は成し遂げられるのかが知りたくて、その類のことが書かれた本をむさぼり読んだのだ。

そこには、似たような事例（うつ状態から「うつ病」になっていく）が多く書かれていることに気が付いた。

「うつ病」になるパターンのひとつを見つけたのだ。

たとえばこうだ。

夫が定年退職をした。

夫には過去に浮気の経験がある。

朝から自宅にいる夫。

生活のリズムが完全に狂ってしまう専業主婦の妻。

思い出してしまう過去の夫の浮気。

結婚以来、夫一筋に尽くしてきたのに……。

これまでの自分の人生はいったいなんだったのか……。

夫が定年になる前は、朝早く出て行って、夜遅く帰って来るので顔を合わさずにすんでいた。

今は、夫が毎日そばにいる。

さらに、毎日三度の食事を用意しなくてはならない状況になると、妻はなんだか落ち着かなく、もやもやとした気持ちになり、寝つきも悪くなっていく。

これからもずっとこんな状態で一緒に暮らすのかと思うと、大変な勢いで気分が落ち込んでいく。

結果、寝不足もあって日中も身体がだるく、とにかく気持ちが沈み、何もやる気がしなくなる。

しかし、精神科の専門医のところに行くほどのことでもないと自らが判断をし、近所の眼も気になることから、近くの内科医や掛かり付けの医師に診てもらうことになる。

そこでなされる会話は、ほとんどこんな感じだ。

「夫が退職して、ずっと家にいるんです」

「なれない環境で必要以上に気を遣ったのでしょう。夜は、眠れていますか？」

「いえ、あんまり……」

「では、気持ちを落ち着ける安定剤と軽い睡眠薬を出しておきます。眠れないときに飲んでください」

内科医は、わずかな会話を経て、精神安定剤と睡眠薬を出す。

しかし、一向に気持ちは上向くことはなく、睡眠薬を用いても眠れない夜が続く。

この場合、原因は、当時は本当にショックだった「夫の浮気」だ。

夫が会社に行っている時は、顔を見なくてすんだから、過去の話は思い出さずにいられた。

それが、一日中、家の中にいる夫を見ていると、浮気のことがふつふつと思い出されてくる。

ここまで、夫がそんなことをしていたとはつゆ知らず、専業主婦一本で家族に尽くしてきた。人生を捧げてきたと言っても過言ではない。

今すぐにでも夫とは別れたいが、別れると自分の年金だけでは自らの豊かな老後は全くもって保証されない。別れたところで、慰謝料も大してもらえないことは、これまで家計を切り盛りしてきた自分が一番わかっている。

しかし、私を裏切った夫とこれからも四六時中一緒にいると思うととても耐えられたものではない。気が重く沈む。

別れたい。

しかし、別れると生活ができない。

でも、今の状況からはすぐにでも抜け出したい。

このままだと、身も心もおかしくなりそうだ。身体もすっかり変調をきたしている。

でも、生きていくためには……。

「うつ病」の特徴である、答えなき〝堂々巡り〟が延々と続く。

行きつく思いは、「善き専業主婦を務めてきた私の人生はいったいなんだったのか!!」

「人生を失敗した!!」。

こうした状態で医師を訪ねても、妻にとって、浮気をされてプライドが大きく傷ついていたという事実を認めるのは難しく、ついつい、今の身体的な状況を説明する。

「身体がどうしようもなくだるい」

「食事すら作るのが億劫《おっくう》になった」

「眠れない……」

本当の原因を心の奥深くにしまい込み、一発正解の解決策を探そうとして、負のスパイラルに見事なまでにはまっていくのだ。

抜け出すことができない泥沼に!!

近所の内科医は、その主婦が心の奥深くにしまい込んだ「うつ病」の原因を一緒に見つけ出す気持ちも、能力も、時間も持ち合わせてはいない。

内科医から薬をもらって自宅へ帰った妻は引き続き、一日中家でゴロゴロしている夫を見ながら、この堂々巡りを続けるのだ。

なぜ、こんなに身体が動かないのか、眠れないのか、気分が重たいのか……。

心配になってネットで調べて見ると「うつ病」の症状にことごとく当てはまる。

今度は、自分はどうも「うつ病」じゃないかという強い疑念を持って精神科の専門医を訪ねる。

そこで、「うつ病」の〝文学的〟検査を受けることになるが、この時点ではかなりの確率で「うつ病」と思い込んでいるから、どうしてもそう診断される方向で、問診票にある各質問項目の五段階表示の数字を○で囲んでしまう。

おのずと、「当てはまる」の数が増えていく。

結果、問診票の数字の集計結果と五分間の診療で〝普通〟の「うつ病」との診断が下され、気持ちを前向きにするたくさんの薬を処方される。

そこに至った根本的な原因を突き止めることはない。

この後は、私も経験があることだ。

「薬」だけに頼っていると、いよいよ「うつ病」の症状のオンパレードとなる。

薬の量は増える一方で、気持ちは一向に上向かない。何をするのもとにかく〝億劫《おっくう》〟になる。

身体の動きも極端に鈍くなり、あの動物のナマケモノのように昼間から寝てばかりの状態になる。

あとからわかったことだが、「うつ病」のど真ん中にいた頃の私の箸を持つ手の動きは、今から比べると三倍くらい緩慢だったそうだ。

食欲もなく、腸の動きも悪いから極度の便秘になる。

すると今度はそれなりに強い下剤が処方され、下痢になる。同時に、ゆるい便を固くする薬も出される。

多種多様な薬の服用により胃が荒れて、薬にまみれた胃液が喉元まで上がってくる。これは、それにより歯が溶ける感覚と相まって実に気持ちが悪いものであった。

また、胃腸の働きが悪くなるから、便秘になって、下剤で、下痢になって……。

もう、わけがわからなくなる。

自分の身体が自分でコントロールできない気持ちの悪さは尋常ではない。それは、体験をしたものにしかわからない。

こうなると、

「回復することなんてあり得ないんじゃないか」とまで思ってしまう。

今振り返ってみるに、うつ状態から「うつ病」に至るパターンには、この主婦のようなケースがたくさんあるのではないかと思う。

こう考えると、精神科の医師にとって大事なこととは……。

まずは、目の前の患者の信頼を得ながら、「うつ病」に至った原因を突き止める手助けとなるように様々な問いかけをすること。

そして、「うつ病」の真の原因の上に、他人には決して触れられたくも開けられたくもない〝傷ついたプライド〟という「蓋」をかぶせていたこと。それによって招いた〝病《やまい》〟であること。この事実に自ら気付かせ腹落ちさせる。そして、自分の力でその「蓋」を開けて原因を突き止め、決着をつけられるようになるまで寄り添い導くことだ。

もし、この主婦が私と同じ川村総合診療院に通っていれば、川村院長から、過去の夫の浮気に対してどう向き合い、いかなる形で決着をつけるかを考える力と原因を追究する勇気をもらっていたことだろう。

真っ暗闇で右も左も選択できなくなり立ち止まっていた私には、川村院長の存在は、「うつ病」からの完全帰還への確かな道筋を示す大きな、大きな〝灯《あかり》〟だった。

そして、私にとっての「蓋」は、「未曾有の大震災」であり「上司である会長」だった。

「うつ病」の原因から逃げることに罪悪感を抱く人

私はインターネット上に「うつ病」からの帰還のブログを書いていたことがある。その時に知り合った一人の主婦の話だ。

- 彼女は、大阪出身で、今の年下のご主人とは大阪で知り合い結婚した。
- 東北で運送会社を経営しているご主人の実家から後継者として帰って来てくれと言われ、いやいや、同居する形で東北の田舎に来た。
- ご主人の実家の運送会社が「東日本大震災」で経営的に厳しくなった。
- 震災で経験した大きな揺れも、トラウマになっていた。余震に怯える日々への疲れが溜まっていた。

・時を同じくして、年下のご主人の浮気が発覚した。
・大阪の実家に帰ろうにも、こちらも少し前まで経営していた工務店が破綻し、裕福だった生活も一変していた。

こうした状況の中で、話し合いの結果、ご主人とは別居することにして、娘二人を引き取ったものの、一人がちょうど反抗期に差しかかっており、家で暴れて手がつけられない状況であった。

ご主人からの養育費も不十分だった。

そのために始めたパートの職場も、人間関係が複雑で大変なところだった。心労が尽きなかった。

このような気苦労が、嫌いな土地で重なった。

そのため、うつ状態になり、地元の精神科へ通院するようになった。

行くたびに、「よくなっています」と言われつつ大量に出される薬への疑問。

出された薬を飲んでも、一向によくなる兆しを見せない体調。

本人も治療方法に疑問を抱きつつ、襲いかかってくる不安の嵐に耐え切れず、徐々に酒量が増え、飲み出すと止まらなくなっていった。

翌日には、その行為に対して耐えがたい不快感と不安を覚えるのに、また、飲酒を繰り返した。

そんな彼女は、かなり切羽詰まっていたのだろう。私を東京に訪ねてきた。

私は彼女に会って、直接、いろいろな話を聞き、その原因を探るべく、いくつかの問いかけをした。

全くの他人だからこそ、彼女はいろいろと話してくれた。
・結婚時には東北に帰る話は一切なかった。
・義父母からずっと虐《いじ》めがあった。
・それを一切、夫はかばってくれなかった。
離婚しようにも、破綻した実家は頼れるはずもなく、夫の実家も大変そうで、そのために働き始めた職場もストレスフルで、今の精神状態でいつまでもつか……まずは、こうした生活の不安が頭の中をどんどん占拠していった。

加えて、子供が暴れるのも悩みの種だという。

「娘さんが暴れる原因って、一人で寂しいから、お母さんにかまって欲しいんじゃないのかな？」

「両親が離婚するかどうか中途半端な状況だから、自分の将来だって不安になる」

「娘さんが大学に入学したら、正式に離婚をして慰謝料をなるべく一括でもらい、大阪に帰ったらどうだろうか」

「実家の経済力は頼れなくても、実の両親がそばにいることだけでも気分が違ってくるんじゃないかな」

私は、考えても、考えても解決策が見つからない苦しさを酒で紛らわせ、結果、アルコール依存症という最悪の事態に至るくらいなら、現在の環境を根底からゴロっと変えた方がいいのではないかとのアドバイスをした。

「そんなことして、いいんかな？」

いまだに関西弁が残る彼女は、ここんとこ煮詰まっていて、そんなことすら気が付かなかったし、考えすらしなかったとでもいうような顔をした。

自分の許容量いっぱいの悩みや不安を抱えてしまうと、にっちもさっちもいかなくなった現場から「逃げる」という選択肢があることに気付かないというか、それを考えるに至る力がなくなってしまうようだ。

離婚は多くの人に迷惑をかける。お母さんは子供のために我慢しなくてはならないという考えは捨てて、まず、自分がどうやったら楽になって、安心感を得られるかを徹底して考えた方がいい。

なぜなら、「離婚」は他人に迷惑をかけるとか子供に良くないといったところで、「迷惑」かどうか、「ためにならない」かどうかを決めるのは、他人であり、子供だからだ。

余談だが、私はこうした場合、「どうやったら楽になるか」から一歩突っ込んで、仕事でもプライベートでも、どうやったら「一番輝いていた頃の自分に戻れるか」を考えるようにした。

この会話のあと、彼女は少し前向きになったというが、どうも酒だけはやめられないらしい。

地元の精神科医のところへは、もう行きたくないと考えたらしく、彼女は私が紹介をした川村総合診療院へ自ら進んで予約を入れた。

初診で上京した日、診療院に到着すると、逐一メールをくれた。

「初診の人は一番最後なんやて。もう一時間半も待ってる。長いわあ」

「でもちょっとほかの病院と違うのはわかる。期待してるわ」

診察が終わって、帰りの電車の中からも連絡がきた。

「川村院長、すごいわ。大阪の出身なんやて。話がわかる人やわ。ＰＥＡの濃度検査もしたよ。結果は二週間後やけど、院長が言うには、私は『全般性不安障害』やて。あと『強迫神経障害』もあるらしい。知らない土地にいやいや嫁いできたのが原因らしいわ。なんか、わかるわぁ。丁寧に話を聞いてくれて、すごくよかった。村井さん、ありがとう」

どうやら川村院長と同郷ということも幸いしたらしい。メールの文面からも、安堵した様子が伝わってきた。

二週間後には、ＰＥＡの血液検査の結果を知らせる連絡が携帯にあった。

「検査結果だと、『うつ病』ではないんやて!! 『不安』がひどいらしい。私は人に合わせすぎるんやて。一〇〇人の人がいたら、一番はじめに人に合わせる特徴があるんやて。ちゃんと原因や症状がわかって、ホッとしたわ」

その後も彼女は診療院への通院を続け、酒を飲みすぎた話は出なくなった。

経営者が「うつ病」になる時

ある日、日本経済新聞を読んでいると、「企業トップ自殺が映す現実」というコラムの記事が目に入った。

スイスにある世界的な大手保険会社のＣＥＯが自殺したという内容のものだ。

この保険会社では三年前に財務責任者も自ら人生に終止符をうっていた。

自殺したＣＥＯは、イギリスの保険会社の買収に失敗し辞任した。

それまでは、日の出の勢いで業績を伸ばし、絶対的な権力を持つトップの座に上り詰めていた。

しかし、たった一つの判断の誤り（それとて、役員会で決めたこと）をきっかけに、トップとしての席はもう会社にはなく、この事実を受け入れられなかったことが自殺の原因と書かれていた。

記事によると、経営者や取締役クラスには「うつ病」を発症している人は少なくないという。

また、地位が高くなれば、「うつ病」の発症リスクは大きくなるとも言われている。

一般社員も「うつ病」になるケースは多い。

それは日本の社会を見ていてもわかる。

記事の最後では、経営者の「うつ病」の原因は、働きすぎと断定していた。

その記事を読んで数日後、私が「うつ病」から復活したことを知ったリクルート（私の最初の就職先）の先輩が連絡をくれた。

彼は現在、中小企業に元大手企業の役員クラスの人材を紹介する老舗の人材コンサルティング会社を経営している。

「村井、ほんまに元気になったんやな。大変やったろう。俺、わかるんや」

「俺が中小企業に紹介した上場企業の元専務や常務クラスの人たちが張り切って社長にな

るやろう。だけどなかなかうまくいかんでな、『うつ病』になって退任なんていうケースがここんとこ相次いでいるんや。症状もひどくてな、復帰なんてとても見込めない人がいっぱいいや。中には自殺者もいるんや‼」

なるほど、と思った。

大きな企業の経営層にいた人間がスカウトをされて、中小企業の社長やＣＥＯの地位に就く。

中小企業でも、業績が好調ならトップを変えることはない。

頭をすげ替えるということはそれが会社の再建であれ、さらなる成長であれ、今現在の経営者では解決できない大きな課題があるからだ。

優秀な経営者を突然の事故や病気で失った場合もあるだろう。後継者不足の問題も含めて。

そうした中、大手企業の経営ボードの中での手腕を買われて、初めて、スカウトされた現場に行き、生々しい経営の数字とお手並み拝見的に自分を見ている現場従業員に否が応でも触れ、接することになる。

聞くと見るとでは大違いで、そこには、どうしようもなく大きな課題を抱えた現実があり、持続的な経営に対するとてつもなく高い壁が立ちはだかっている場合だってある。

こうした状況に至り、トップとして自らが背負った課題を解決できなかったり、壁を乗り越えることができずに、会社なり事業なりの存続そのものが危うくなった時、「自分はあの大企業の専務や常務を長年務めてきたのだ!!」という極めて高いプライドを持った彼らが次にとる行動が、私には手に取るようにわかる。

それは、二つだ!!

ひとつは自らを徹底的に追い込んで、誰にも相談することなく、最後には全ての責任を自らが負い、にっちもさっちもいかなくなり、自死を選ぶ。

もうひとつはプライドを守るために、「体調不良」を理由に、現場からいったん逃避をすることだ。

私の場合が、真に後者だった。

そして、一時退避をした経営者は、その原因が「〃身体〃の病気である」ことの証明をする必要に迫られて手頃な病院へ行く。この場合は内科が多い。

そこで、経営の大変さ、事前の話とは大違いの現場、面従腹背の部下たちへの不満、それらが重なって引き起こす途方もない疲労感、だるさ、やる気の喪失……を訴える。

すると、

「あなたは激務の連続で心身ともに大変疲れています!!」

「とにかく、しっかり休養をとって、ぐっすり眠ってください」

と、安定剤と睡眠薬を処方される。

だが、自分が休んでいる間も経営はますます悪化の一途を辿ると、例のごとく、一発回答を求めての様々な考えの堂々巡りが始まり、脳が沸騰《ふっとう》状態になり、最初の病院で処方される安定剤も睡眠薬も効かない。

次の診療の時には、軽いうつ状態だと言われ、気分を持ち上げる薬が出される。

経営上の問題が解決され、課題として立ちはだかる壁を超えない限り、どんな薬を用いても、原因が払拭できていないから、気持ちが好転することはない。

むしろ、「うつ病」本来の症状がいろいろと出てきて、その結果、出社すら億劫《おっくう》になっていく。

そのあとは、

「この会社のために一生懸命働きすぎて、自律神経をやられた」

「決して俺の経営能力のせいで会社が苦しくなったわけじゃない」

「だから、ひとまず休みをとる。だが、絶対に復帰する」

最低限のプライドを保った上での〝逃走〟だ。

それは、私がとった行動そのものだ。

逃走先が精神科への通院や療養施設への入院で、それにより確実に完治できる状況ならいいが、多くは過剰な投薬治療により、まっしぐらに正真正銘の「うつ病」へと向かう。

そして、私は帰還できたが、先輩のところでは、二度と社会復帰ができない状況に至るスカウト人材が急激に増えているとのことであった。

「俺、わかるんや!!」の言葉の背景には、そうした現実があったのだ。

「うつ病」は人生の敗北じゃない!! 〝肥し〟だ!!

私が、スカウトされて大企業の幹部から中小企業の経営者に転進した人たちの気持ちを代弁するかのようなことが言えるのは、私自身が同じ立場に近かったからだ。

私は半経営者、半雇われ社長として、当時のＣＥＯである会長と二人三脚で、「コスト削減」「電気代の最適化」という新たな業界を創るところから事業を立ち上げた。

そこで構築した新たなエネルギーマネジメントシステムによって、その業界が抱えていた電気代の高騰という喫緊の課題が即効性をもって解決できることが話題となり、やがて、その実績が大きな信用に繋がり、社員六〇名を抱えるそれなりの会社を築き上げた。上場準備にも入った。

当時、営業部隊はイケイケ状態で、お客様がいれば、どんなに交通費がかかろうと現地を速攻で訪れ、顧客にした。

社員のほとんどが、自らの判断で自由に出張するから、ひと月の交通費が一〇〇〇万円を超えることもあった。

当然、交際費も湯水のように使った。

この頃は、「社長の営業力はすごい」「金の使い方にもメリハリがある」と持ち上げられて、我が世の春といったところだった。

そこへ襲ってきたのが、東日本大震災だった。

ビジネスモデルは根底から崩れ去り、会社は〝超〟がつく緊縮財政を余儀なくされた。出張は事前申請制になり、交際費には言うまでもなく上限が設けられた。

営業には、過去のいくつかの大型案件においての取引条件（大幅値引き）を改善してくる仕事が加わった。

こちらからお願いをしておいて、今更どの面をさげて行けばいいのか、社長であるがゆえに苦悶した。

ＣＥＯからは、一〇名の社員をリストラすること、来月から一年間は役員報酬を半額にすること、毎月、売り上げ以外で四〇〇〇万円の資金繰りを絶対にやることなど、様々な厳しい指示があった。

加えて、「死ぬ気で働け」「苦しい時は、原点に立ち返って、トップ自らが最前線で営業しろ!!」と叱咤を超えて脅しに感じられるような（今なら、一〇〇点満点のパワハラ）メールが毎日飛んでくるようになった。

私は、徐々に追い詰められていった。

このままでは自分の生活も破綻する。

会社は倒産、私は自己破産、ついには人生そのものが終了する……という図式が頭に強く浮かんだ。

手元資金はないに等しく、銀行にも見放されているにもかかわらず、ＣＥＯ自らがこうした課題の解決に向けて必死に動いている姿は、少なくとも当時の私には見えなかった。

自分のこれまでの個人的な蓄えの中から会社をなんとか回したが、それができたのもわずかな期間だった。

そんな中、なんとか半年先までの資金繰りにめどをつけた段階で、私は、「自律神経失調症」という病名で、会社からの逃亡をはかった。

会社という水槽を飛び出したのだ。

当時の私にとってのピラニアは、ＣＥＯである会長だった。

そして、入院。

退院後、早期回復に向け焦りに焦ってドツボにはまり、本当の「うつ病」へと一直線。

プライドの高さから、「うつ病」という現実を受け止められず、どんどん深みにはまっていった。

PEA濃度測定検査という極めて科学的な診断手法に出会わなければ、どうなっていたかわからない。

また、この出会いで科学的根拠をもって「うつ病」と向き合えたことは、同時に、「うつ病」になった本当の原因を探り出して、その責任を自らに帰す中で解決しない限り、「うつ病」からの回復であり完全帰還はないという至極当たり前の気付きに繋がった。

そして、私は、必要以上に薬に頼ることなく、必ずよくなるとの未来への確信をもって、自らが「うつ病」を治すのだという強い思いで新たな一歩を踏み出すことができた。

新たに踏み出した一歩が、よき医師との出会いで、必ず復活するとの確信に満ちた力強いものであったことから、現在、私は、周りの方々から、以前の三倍くらいのエネルギーを感じると言われるようになった。

著名な占い師に、知人が私の写真をスマホで送ったところ、「全身からエネルギーがあふれ出しているのでコントロールが大変!!」との見立てであった。

私は、「うつ病」を経験して、本当によかったと心の底から思っている。人生の厚みが倍増した感じだ。失った時間など、屁の河童だ。

「うつ病」＝「人生の敗北」では決してない。

むしろ、人生を竹にたとえるなら、それは、人生の高みに向けて着実に伸びるための「節」であった。

「うつ病」の経験はさらに、人生に勝利するための〝三つの考え方〟に気付かせてくれた。これまで生きてきた中で最高の贈り物だったと自信と確信を持って言える。

もし、人生に「敗北」があるとすれば、それは、誰かを幸せにするために生きる明日へ向けて、次の一歩を踏み出す気力と勇気を失った時だと思う。

ピラニアが教えてくれた人生最高の贈り物

必ず自分が食べられてしまうピラニアがいる水槽に入れられた小さな魚は、身動きがとれなくなってしまう。

経営者だってサラリーマンだって、そんな状況にはまれば「うつ病」になる。

ふと思い返すと、私自身がそのピラニアだったこともある。

社長時代、一人の営業本部長を「パニック障害」になるまで追い込んでしまった。「うつ病」にまでは至らなかったにせよ、今から考えると酷《むご》いことをした。自分が「うつ病」になって改めて、「自分のしたことは、必ず自分に返ってくる」ことも実感した。

では、私は、万人にとってピラニアであったのか……。

私は、社員たちには、最後は優しい社長で通っていた。

唯一、その営業本部長に対してのみ別だった。彼の下で、全人格的な労働を強いられ、うつ状態になって辞めていった営業マンが数多くいた。ゆえに……。

彼もまた、水槽の中の最強に近いピラニアであった。

「うつ病」からの回復の途を悪戦苦闘しながら歩む中で、この「ピラニア」を自分にとってどう思い、どうとらえるかで回復の可能性とスピードが違ってくるとの確信が自らの中に目覚めつつある。

・油断をすると必ず食べられてしまうという恐怖のみの対象ととらえてしまい、その場にずっととどまっている。ピラニアがいなくなるのを待つ。

・最初は、適当な刺激となってこちらの身体が活性化していた時期だってあったのだから、なんとかなるさと思って、水槽の中をこれまで通り泳ぎまわりながら、ピラニアに食べられない距離感をつかむ努力をする。
・思い切って、一旦、水槽を飛び出す。先のことはそこから考える。腹を括る。
飛び出したところに、たまたま別の大きな水槽があるかもしれないと考える。

私に言わせれば、万人にとって共通の姿でとらえられるピラニアは存在しない。

ピラニアは、「うつ病」に至った原因を周りのせいにし、自らの責任ととらえないがゆえに、食肉魚たるピラニアになるのである。

「うつ病」の原因を自らに帰し、探求する過程の中で、ピラニアが実は「木鶏《もっけい》」ならぬ「木彫りのピラニア」であったことに気付くことがある。

また、ピラニアにとってもピラニア的な存在がいることに気付き、ピラニアは、全ての原因を自らに帰す中で、未曾有の難局を乗り切る努力を続けていたことを知った。

そして、最後に、そういうピラニアに活かされていた時期もあったことに気付くと、もはや、ピラニアはピラニアではなくなり、自らに、新たな一歩を踏み出す勇気を与えてくれる存在に昇華される。

私の、「うつ病」からの回復の最初のきっかけになった考え方であり芽生えた気持ちは、希死念慮にとらわれた私の脳に対して、強烈なホルモンを出して、自殺を思いとどまらせてくれた、私の命を守るために正常に機能してくれた自らの身体に対する「感謝」の気持ちであった。

その「感謝」の気持ちが、「うつ病」の原因を自分に求め、探求していく過程で、これまで自らの人生にかかわってくれ、今日まで生かしてくれた友人、お客様、仕事仲間等々へ自然に拡がっていった。

そして、とうとう最後には、ピラニアと思っていた会長に対しても、彼をピラニアにしていたのは自分であって、会長は私以上のプレッシャーと闘い、危機を乗り切ってきたのだと素直に思えるようになった。

そんな会長が、人生最後の勝負で私と一緒に会社を立ち上げ、上場という賭けに出たのが六十一歳。

私が、「うつ病」から帰還して二年足らずで、今の会長の会社における食品スーパーのお客様数を抜き去り、「もっと早く勝負に出たかったな!!」「勝負に出るには遅かったかな?」と思った時、「やっぱりここで勝負に出よう!!」と決めたのは、会長が最初で最後の起業をした年齢が今の私と同じ六十一歳であったことに、はたと気が付いたからだった。

会長と一緒に会社を立ち上げた時は、最大の経営資源であるお客様もわずか数社しかなかった。

それを考えたら、今の私には四〇社ものお客様がいる。事業拡大への最大の勇気を与えてくれたのは、実は会長の〝生き方〟そのものだった。

この項の最後に、私が「うつ病」との闘いの中で見つけ出し、身に付けることができた、人生に勝利するための、〝鉄板〟の〝三つの考え方〟を記しておくことにする。

人生をより善く生き抜くための、少なくとも私にとっての〝黄金律〟である。

•今の自分に起こることは全てこれまでの自分の考え方であり、それに基づく行動の結果。全ての責任は自らにあると考える。

•自分のしたことは必ず自分に返ってくる。ならば、幸せになるのは簡単なこと。まず先に、誰かを幸せにすることを考える。

•自分にとっての恒常的なピラニアなどいない。ピラニアを創り出すのは、大きな壁にぶち当たった時、誰かのせいにする考え方であり、自分はどんな時も周りに生かされていることへの感謝の気持ちを忘れた時。

ストレスが高まると髪の毛も抜ける

会社の業績不振に苦しんでいた頃、私にはもうひとつ大きな身体的な不安があった。頭髪の大幅な減少だ。

髪が薄くなっただけで、将来を悲観するなんてと笑う人もいるだろう。

実は私は子供の頃に、天ぷら油の入った鍋をひっくり返し、頭の四分の一にやけどを負い、その部分の髪の毛がなくなってしまっていた。

これは子供心に大変なショックだった。

幸い、回りにはほとんど気付かれなかったのだが、こういう問題は本人にとって大変な衝撃であり、いつまでも心の傷となる。

成長するにつれ、どうにも我慢ができなくなり、大学生の時に手術をしてやけどの跡の面積を狭めた。

そして以降はパーマをかけて、なんとか自分でも納得のいくヘアスタイルにしていた。

ところが、会社の業績急降下にともなって、髪の毛が抜け続け、やけどの跡が隠せなくなってきた。

ストレスが高まると抜け毛が多くなるというのは俗説だと思っていたが、そうではないらしい。

ストレスのため、自律神経が緊張し、毛根にある毛細血管まで血液がいかず、薄毛や抜け毛に繋がるのだそうだ。

まさにこの時の私の状態だった。

多くの人の前で講演をしたり、ＴＶに出たりすることが多かったので、やむなく頭の側面に残された地毛に編み込むタイプのドイツ製の最新のカツラを使った。

「お、結構いけているな」

周囲からも気付かれずに（実は、気付かれていた）、これで大丈夫と思っていたが、装着して以降、ますます髪の毛は薄くなり、編み込む頭の側面の地毛がなくなり始めた。

毎晩、髪を洗ったあとに鏡の前で一時間くらいセットに悪戦苦闘し、メンテナンスにも必ず週一回の割合で専門の美容室に通った。

テレビ出演の前には、その都度セットに行かなくてはならず、時間的にも金銭的にも大変だった。

他人から見れば滑稽な話だろうが、この状態を永遠に続けるのか？　それこそ棺桶《かんおけ》に入るまで……と耐えがたい将来への不安を抱えていたのだ。それまでの人生でずっと。

副作用の強い薬を飲むか否かを決断するためのグアムでの休養を決めた時、もはや髪の毛に時間をかける心のゆとりもなくなっていたので、人生で初めて坊主刈りにした。

その頭を、やけどの跡を目立たなくするために肌色に近い金髪に染めると、我ながらよく似合っていた。

「うつ病」から回復した今も、私の髪型は坊主刈りで金髪だ。外国人ぽくて、相当自分でも気に入っているし、周りの評判もいい。

洗髪に時間はかからないし、思い切り汗もかける。

何よりも、カツラ時代と比べて、一日当たり一時間以上の誰かを幸せにする新たな時間が生まれた。

実は、これが一番うれしかった。

この決断は、将来への大きな不安のひとつを見事なまでに消し去ってくれた。

この面からも、心の底から、「うつ病」になることでこの決断ができてよかったと思う。

「うつ病」の功のひとつとしてあげておく。それも、かなり大きな‼

人生成功の〝黄金律〟から始まった善のスパイラル

「うつ病」から回復する過程で気付いた、「人生に勝利するための〝三つの考え方〟」については前項に書いたが、その中でも、一番自分の中にスーッと入ってきたのは、「自分が幸せになりたければ、誰かを幸せにする!!」という考え方だ。

もっと早く、この、人生成功の最善の〝黄金律〟に気付いていていたら……と悔やんだことがないわけではないが、人は、気付いた時が気付く（べき）時であり、一生気付かないで人生を終える人もたくさんいる中、「うつ病」になったお陰で気付くことができたという感謝の気持ちが芽生えていた。

振り返るに結局は、どの立場においても、それまではうまくいかないことがあると、どこかで、誰かのせいにしていた自分がいた。

先に挙げた営業本部長を「パニック障害」にまで追い込んだのも、そういうことだ。

「なぜできないんだ。できるはずだ。やってくれ!!　必ず結果を出してくれ!!」

「災害のせいで、会社はさんざんだ」

「会社はどうして私にここまで求めるんだ。もう限界だ」

「なぜＣＥＯは、私にばかり押しつけるんだ！」

社員のせい、震災のせい、会社のせい、ＣＥＯたる会長のせい……。

「全ては自分のせいなんだ。私が『悪い』という意味じゃない。全ては自分の行動が引き起こした結果（こと）という事実があるだけだ」

と思った瞬間から、回復に向けての力強い反転攻勢が始まった。

もともと、私が会長と一緒に立ち上げた会社には、環境経営の推進や省エネルギーという課題に対して、これまでにないユニークなビジネスモデルを創出・提案し、こうした喫緊の国家的な課題を解決しつつ、社会の生産性を上げるというミッションがあった。

より正確には、そのことにあとから気が付き、それはやがて事業の強力な推進力へと変わっていった。

ここまできたら、元の自分を取り戻すだけでなく、「うつ病」になる前以上にエネルギーが全身からあふれ出る経営者になろう。

「じゃ、自分が光り輝き、エネルギーにあふれていた頃は、時は、いつ……」

「そうだ、それは、新たなビジネスモデルを引っ提げて、その時々の社会的課題の解決に臨んでいた頃だ」

「電気代の最適化とスーパーの収益化に必死に取り組んでいた時だ」

「会長だって、最後の起業をした年齢は、今の私と同じ六十一歳だった」

「今の私の方が、経営資源には遥かに恵まれている」

「よし、光輝いていたその頃の自分を取り戻すぞ!!」

「いや、その頃以上に、輝きたい!!」

そのためには、「誰かを幸せにすること」に気付き、そのことへの執着が出てきてから、全てのことが善き方向へと回り始めた。

また、そうした考え方が「うつ病」を体験することで、自然と身に付いてからは、私にとっては、人生の輝けるゴールに向けてどのような状況や場面が巡ってきても、そこにはいつも、「回答付きの問題用紙」が用意されていた。

そして、数え切れない〝セレンディピティ（偶然による幸運）〟が今も続いている。

それは、これまで苦しめられてきた、考えても考えても答えが見つからない負のスパイラルの対局にある、やることなすことが全て善き方向に向かって収束をしていく、もはや、「偶然」ではなく、「必然」と感じられる人生の渦であった。

まさに善のスパイラルが始まったのだ。

第四章

二度と「うつ病」にならないという自信のつけ方

「筋トレ」は人生の成功への確実な投資!!

私は「うつ病」の様々な症状に襲われる中、なんとかこの辛く苦しい状況から脱したいと思い、地元のスポーツクラブに通うことを決めた。

医師から「運動をしなさい」と言われたわけではない。

むしろ、当時の精神科の医師からは、「絶対に無理はしないでください」「やりすぎると再発します」と言われ続けていた。

川村院長は、「村井さんが気持ちよくなっているなら、続けてください。身体を動かすことはとてもいいことです!!」と言ってくれた。

夜は眠れない、朝は薬のせいで死ぬほど眠くて本当に起きられないという状況が続いたある日、自分はどんな時に、夜よく眠れて、朝すっきりと目覚めていたかを考えた。

「運動して汗をかいた時、身体が適度に疲れてよく眠れ、すっきりと朝目覚めていた」

そんな当たり前のことに気が付いた。

そして、「毎日、規則正しく身体を動かすこと」を始めたのだ。

週一回の休館日以外は休まないこと、毎回同じプログラムでいいから、徐々に負荷を上げ、身体に適度の疲れが残るように心がけた。

特にランニングマシンが一番汗をかくので、スピードは遅くても、三十分間、きちんと走れるようになることを目指した。距離にして約四キロメートルである。

元来が几帳面な性格であり、きちんと続けることは全く苦ではなかった。体力年齢を決める様々な数値の改善と相まって、着実に回復の方向へと向かっていった。

時を同じくして、川村院長のところで、ＰＥＡ濃度測定検査を受け、科学的に自らの「うつ病」が証明され、それを改めて確認し、認識をした。

希死念慮から自らの命を守ってくれた身体に対する信頼と自信、そして感謝の気持ちが芽生えた。

そして、このように回復傾向が顕著に現れてきた時に、大事な気付きがあった。

川村院長との対話の中で、「うつ病」の原因がこれまで何度か書いてきたように自らにあったことに気が付いたのである。そしてそれからの回復のスピードは早かった。

ここでも、回復していることを科学的に数値の改善として認識することを可能にしたＰＥＡ濃度測定検査の存在が極めて大きかったことは言うまでもない。

「薬」にきれいさっぱりとさようならをするまでに、慎重に進めてもらったにもかかわらず、半年とかからなかった。

体力も、「うつ病」からの回復も、その改善状況が数字で確認できることは本当に有効性が高いと思う。

それが、やっていることが間違っていないという自信に繋がり、さらに、回復のスピードを上げた。

発症から二年半の歳月が流れていた。何をするにもつきまとっていた〝億劫《おっくう》さ〟は消え去り、体力も「うつ病」になる前を確実に上回り始めた。

最初は自信を失っていたこともあり、「身体も心も『うつ病』の前の状態に戻ればいいかな」と思っていた。

しかし、スポーツクラブ通いも板に付いてくると、どんどん数字が改善を見せ、二年目に差し掛かったある日、体力年齢で四十代後半の数字が出た。

本格的なトレーニングをしたら、もっと体力年齢が若返るのではないかと〝欲〟が出てきた。


ちょうどその頃、再開したフェイスブックに、

「先輩、経営者なら、絶対に筋トレをやった方がいいですよ」

「僕のやっている六本木のジムに是非、筋トレの体験に来てください‼」

と、リクルート時代の後輩である町田憲繁氏から無料筋トレ体験会への参加案内のメールが届いた。

あまりのタイミングの良さに、費用のことも聞かずに、二つ返事で行ってみた。

体験会では、これまでのスポーツクラブでは経験したことがない滝のような汗をかき、比較的軽めのプログラムではあったが、やり切れた充実感や爽快感を味わえ、その日のうちに入会を決めた。

本格的な筋トレの開始は、その後、数多くの〝セレンディピティ〟を私の人生にもたらした。


しかし、週二回の本格的なトレーニングが始まると、それはそれで大変であった。

町田トレーナーにマンツーマンで一時間以上みっちりと全身の筋肉を鍛えられつつ追い込まれる。その日に持ち合わせている体力というかエネルギーを全て使い切るほどのトレーニングなのだ。途中、トイレに駆け込んで吐いたことも一度や二度ではなかった。

トレーニング終了後は、通常なら翌日以降に襲ってくる筋肉痛が即現れ、地下鉄の階段を下りるのにも通常の二～三倍の時間がかかる始末だった。

しかし、トレーニングを終えたあとの達成感、充実感、そして爽快感が半端ではなく、また、筋肉痛もあるのだが、回復の過程が実は気持ちがよくもあり、週二回きっちり、かつ、徹底的に取り組んだ。

町田トレーナーの指導も的確で、上半身、下半身をバランスよく鍛えてくれた。体幹もしっかりしてきた。心の〝芯〟までしっかりしてきた気がした。

トレーニングに行くたびに、前回まで挙げることができなかった重量や回数をクリアーし、行くたびに、わずかであっても確実に記録を更新することがさらなる自信となり、身体はどんどん強くなっていった。

もうかれこれ、筋トレも六年目に入った今、驚くなかれ、六十二歳を目前に、ベンチプレス七〇キロ、スクワット一〇〇キロ、レッグプレス一二〇キロ、デッドリフト一二〇キロを全て一〇回×二セット、いつでもやれる身体になっている。

そうは言っても、町田トレーナーのもとに通い始めた頃は、自分の身体がすっかり柔軟性を失っていたことを自覚させられた。

スクワットをするためにはバーベルを担がなければならないが、重さの問題ではなく、担ぐという行為そのものができなかったのだ。

うまく肩にバーを載せることができなかった。

どういうことかというと、長い期間、知らず知らずのうちに身体が縮こまった（萎縮した）状態で固まってしまっていたらしい。

確かに毎晩、膝を抱え込むようにして、丸くなって寝ていた。

だから、胸を〝パンッ〟と張ることができなくなっていた。スポーツクラブでの大した負荷はかけない自己流のストレッチでは、その解消は難しかったようだ。

肩甲骨《けんこうこつ》が背骨の方に寄らないから胸が張れない。よって、肩を後方へ下げられないのだ。それで、両肩にバーベルを載せても、バーを両手で握ることができなかったのだ。

ここまでひどい状態は、町田トレーナーにとっても初めてのケースだったという。

「入院と療養の期間がこれほどまでに自らの身体的機能を低下させていたのか‼」と、いささか呆れもし、悲しくもなったが、決意を持って始めた筋力トレーニングである。

町田トレーナーからも、

「慌てずにやりましょう。少しずつ動くようになりますから‼」

「可動域が前より拡がってきています。肩の筋肉も徐々に付き始めていますよ‼」

という励ましをもらいながら通い続けた。

三カ月もすると、こうした関節の可動域も拡がり、スクワットをはじめ様々な種目の動作も苦にならなくなった。

そして半年。重量も回数もますます上がってくると、自らの身体全体の筋肉から得られる感覚が変わってきた。

きちんとした指導の下に筋肉を鍛えていると、筋力のアップとともに、脳内から出るドーパミンが増えるせいか、身体全体に〝やる気〟がみなぎってくる感じが高まっていったのだ。

また、筋肉の量が増えていく過程で、そこに血液が必要になり、そのために毛細血管が筋肉に張り巡らされていく感覚も伝わってきた。

そのことで、「うつ病」の真っ盛りの時期に感じていた、自分の身体が自分のものでないような感じ、どうしようもないだるさ、自分の身体を自由に動かせない感覚とは真逆の、身体中の筋肉を自由に動かせる爽快感に近い感覚が生まれ始めた。

体脂肪率が三〇％台から二〇％台に改善し、一方、筋肉量が増えたことで基礎代謝も相当に上がった。

ルーティンで全身の筋肉を追い込むことで、これまでにない量の汗がかける身体になっていった。

そんな大量の汗とともに、「うつ病」の再発への恐怖心も流れ去り、消えていった。

アメリカのエグゼクティブたちの間では、筋トレジムで身体を鍛えることが常識化している。毎朝ジムに行ってから出勤する人も多いと聞いたことがある。

その話を聞いた時は、正直、その真の目的がわからなかった。

「なんで、仕事の合間に疲れるようなことをするんだ？」

「経営者ならいざ知らず、役員や幹部にそんなヒマがあるのだろうか？」

「女性の目を引くための見栄では？」

「欧米のエグゼクティブは、そんなに女性の目を意識しなくてはいけないのか⁉」

と思った。

しかし、いざ自分が身体を徹底的に鍛えるようになって初めて、経営者にとって強靱な肉体が不可欠であること。事業を継続・発展させ、社会に貢献をしていくには、肉体的にもパワーが必要なのだと強く感じた。

経営者の仕事は、小さい大きいにかかわらず、「決断」の連続だ。

実は、私は、「うつ病」の頃、この「決断」から逃げていた気がしている。いや、逃げていた。経営者でありながら「決断をしないという決断もある」と言って、自らのとるに足らないちっぽけなプライドを保とうとしていた。既に、経営者としての機能不全に陥っていたのかもしれない。

しかし、身体が鍛えられて強靱になってくると、自分の戦闘能力に自信が湧いてくる。その根拠のある自信が正確な判断を助け、スピードを持った決断が次から次にできるようになる。

腹も据わってくるから、判断にブレがなくなる。

「なるほど、ビジネスという戦いには、勝つためのトレーニングが必須というわけか」

「筋トレもそのひとつだったんだ」と、いつしかそう考えるようになった。

その証拠に、現在の私のスケジュールボードには、週二回の筋トレの時間が一カ月先まできちんと書き込まれている。月に一四～一六コマ、一回六十分の時間がそこには充てられており、よほどのことがない限りリスケジュールされることはない。

なぜなら、私にとっては、お客様のアポイントと同じ重みを持っての時間の投資だからだ。

私にはもう、欧米のエグゼクティブのように筋トレが不可欠になっている。

なぜなら、筋トレを経て〝先鋭化〟された感覚は、「決断＝考えに結論を出す（右か左かを決める）」を容易なものにする。また、そのスピードをあげるからである。

できるかできないか、ギリギリの重さであり回数と真剣勝負する瞬間が、「決断」をすることの肩を〝ポン〟と押してくれるというか、「あ、なんでこんなことを決断できないでいたんだ⁉」と私に思わせてくれるからである。

筋トレの中でも、重いものを挙げるだけでなく、持久力を鍛えることを目的とする結構ハードなトレーニングがある。

踏み台昇降のようなトレーニングだ。

これはこれで、本当に苦しい。きつい。一セット一〇～二〇回を二～三セット連続して繰り返すのだが、いつも七、八回を越えるあたりからやめたいと思う。三セット目ともなると、ギブアップ寸前まで追い込まれる。

しかし、本当に追い込まれた時、ふと、今、事業を継続・発展させるために決断をしなくてはならない数多くのことが、この苦しさと比べたら、そんなに大変でもないことに思えてきて、「こうしよう‼」との結論がその場で出る瞬間が数多くあるのだ。

苦しさの中で、自分がどう決断したかったのかが明確になる瞬間が何度もあった。

今ではまさに、筋トレは私にとってはビジネスであり、事業であり、経営推進のための極めて戦略的なツールだ。つまり、成功への投資なのだ。リスケがない所以である。

「うつ病」から生還する最も安全な方法とは……

続いて、もうひとつの〝セレンディピティ〟が訪れた。

筋トレを始めて半年くらいたった頃、急に首筋から肩、脇にかけてズシンと重く鈍い痛みが走り、夜、眠れなくなった。

町田トレーナーはそれならと、自分が信頼を寄せる、リクルートの後輩でもある表参道の柳鍼灸院《しんきゅういん》の柳秀雄院長を紹介してくれた。

二回通って、その原因は過剰な筋トレによるものではなく、パソコンのやり過ぎによる目の疲労からくるものであることがわかった。その頃、新たな事業も見えてきて、日中は、その企画書や提案書の作成に没頭していた。それが目を異常に疲れさせ、視神経に強い緊張が起き、それが首を伝わって、肩から脇の神経を激しく圧迫していたのだ。

柳院長の鍼灸と整体（ストレッチ）が功を奏し、一カ月ほどで痛みは消え去った。

こうした中、柳院長は、自らの患者のリハビリも兼ねてランニングクラブを主宰していた。メンバーの半分は、フルマラソンを完走することを目標にしていた。

中には、世界六大マラソン走破やフルマラソンで三時間切りを狙っている猛者《もさ》もいた。

私には渡りに船であった。即の入会を決めた。〝セレンディピティ〟な理由は後述する。

筋トレもきつかったが、長距離走もやはり最初は辛かった。

一年前まで、スポーツクラブで四キロを毎日走ってはいたが、少し間があいたので、最初は二キロを走るのも大変だった。

フルマラソン完走など、夢のまた夢に思えた。

しかし、月二回程度練習会に参加して、少しずつ距離を伸ばしていくと、やはり「その日の目標の距離を走り切れた」という充実感が、自分の身体がますますよくなっているという自信に着実に変わっていった。

練習が終わった後、目標を一《いっ》にする新たな仲間と飲み干すビールも実にうまかった。

「なんか顔つきも精悍《せいかん》な感じになりましたね‼」と皆から言われるようになった。

そんなある日の練習会終了後、ちょうど還暦を前にしていた私は、「いつもの練習場であり、自らが〝聖地〟と呼んでいる新宿御苑の一〇キロの周回コースを六十分を切って走り、それをもって、『うつ病』からの完全帰還を宣言したい‼」と皆の前で言ってしまった。

走ることにもなんとなく自信がつき始めていたこと、酒も入った状態で「若々しい」とおだてられたこと、そして何より、ここで〝一勝負〟をしておかないと、フルマラソンなんてとてもとてもとの思いがそうさせたのだ。

それを聞いた柳コーチは、「村井哲之還暦祝い〝ブレイク60〟」というチームイベントに仕立ててあげてしまった。ご丁寧にも、私の還暦の誕生日である九月二十五日に!!

こうして、後に引けなくなった私は、誕生日までに残された短い期間で、五キロまでなら三十分で走れるまでにはなった。そして、還暦の日を迎えた。

「五キロを三十分のペース、つまり、キロ六分を少し上回るペースで最初から飛ばし、行けるところまで行く」と腹を括り、常にタイムを計ってもらいながら走った。

最後の二キロを切ったあたりから、苦しさというよりは、疲労から、もはや足が一歩も前に出ない感覚が襲ってきた。しかし、周りを見れば、風よけになってくれるメンバー、一キロごとのペースを測って伝えてくれるメンバーがいて、「五十九分を切るペース!!」「このままで絶対行ける!!」と励ましながら一緒に走ってくれている。

ここまできたら、〝ブレイク60〟は私の目標ではなくチーム全体の目標に思えてきた。

走り切るしかない!!

足が前に出ないなら、出させるまでだ!!

私は丹田《たんでん》(へそのこぶし一個ぐらい下の部分)に力を込め、身体をできるだけ前に倒し、足が前に出てこざるを得ないようにして足を動かし続けた。

その姿を見ていたメンバーに、「村井さん、最後は忍者のような走り方でゴールしましたよ」と言われた。

記録は五十八分五十九秒。全身から汗という汗が吹き出し、地面に倒れ込んだ。

ゴール後に最初に発した言葉は、「何も言えねぇ」であった。

くしくも、北京五輪一〇〇メートル平泳ぎ決勝で世界新記録の五十八秒九一で金メダルを獲得した直後に北島康介氏がインタビューに答えたのと同じ言葉が自然と口をついて出てきた。

意識をしていたわけではないので驚いた。

その理由は、今振り返ってみるとわかる。主役は自分だが、ひとりの力で目標を達成したわけではないことに、身も心もゴールの瞬間気が付いたからだと思う。比べるのも恥ずかしいが、北島康介氏も同じ気持ちであったのではないかと思う。

「筋トレ」と「長距離走（マラソン）」について書いてきたが、それには理由がある。

私にとってこの二つは、「うつ病」に起因する症状の払拭にも、再発予防にも役立ったと確信しているからだ。

だが、医者でもない素人の私が、「運動は『うつ病』に大きな効果が期待できる‼」と言ったところで、うさんくさく感じる人もいるだろう。

少なくとも私には、回復に至る初期の段階でも、完全回復への仕上げにも、大変大きな役割を果たしたことは紛れもない事実である。

「運動さえすれば『うつ病』は治るの？」と問われた際に、説得力を持って、「はい。そうです!!」と言えるエビデンスがあれば……と思っていた時、「これは!!」という雑誌の記事が目に飛び込んできた。

三つ目の〝セレンディピティ〟である。

それは、『Forbes Japan』二〇一六年三月二十日号に書かれたコラムだった。

筆者は浦島充佳《みつよし》という慈恵医大の教授で、タイトルは「見直すべき『運動』という名の処方箋」。

私は、この〝処方箋〟という言葉に強いインパクトを感じた。

この記事には三十代の男性患者の例が紹介されていた。

激務で夜はよく眠れない。最近は物忘れも激しい。食事はコンビニ弁当や外食、移動はタクシーで肥満傾向にあり、高血圧などの合併症もある。

日本ならば抗うつ薬、睡眠薬などを処方するが、ハーバード大学関連の病院では、彼に「運動処方箋」を出したという。

運動ということなら大量の薬を飲まなくていいし、副作用もない。それに、運動後の高揚感もある。

ハーバード大学では運動の重要性について科学的根拠を示している。

四〇万人を平均八年間調査した結果、週に三～五時間をランニングなどのしっかりとした運動に当てている人は、全く運動しない人に比べて、死亡率が四割前後も低くなるという。「うつ病」「認知症」の発症を抑制する効果もあるとしている。

このコラムの末尾に、古代ギリシャの医聖・ヒポクラテスの言葉が引用されていた。

「患者を害することなかれ」

それに続いて、コラムの筆者は、

「このことが何より優先されるべきである。多過ぎもせず、少な過ぎもしない、適切な量の栄養と運動を与えること、これが健康になる最も安全な方法なのだ」

と締めくくっていた。

私はこの「健康になる最も安全な方法」に強く共感した!!

さらに、こんな調査レポートの結果も見つけた。

スイスのベルン大学スポーツ科学センターの研究チームは、運動とうつ症状の関連を調査した三七件の事例を検討し、四万二二六四人を対象に調査したところ、運動にはうつ症状を軽減する効果があり、「抗うつ薬」と似た作用があると結論づけたという。

運動には脳内神経伝達物質であるセロトニンの分泌量を増やし、沈んだ気持ちを盛り上げ、情緒バランスを整える作用があるのだという。

運動後に得られる爽快感や高揚感は、こうした体内物質の活性化によるものなのかと合点がいった。

昼間は身体を動かして汗をかき、夜は疲れて眠る。

人間の生活とは、そういうものだったはずだ。

そういう生き方をしたい。

「うつ病」真っ盛りの時に、身体中が強く求めていた感覚である。

一人でも多くの「うつ病」患者を救うためにできることとは……

残念なことにこのままでは、ＰＥＡ濃度測定検査に基づく「うつ病診断」も、「運動処方箋」も、医療の世界の大きな壁に阻まれて、特に日本においては一筋縄では普及をしていかないだろう。

確かに、研究開発された薬も認可されるまでに長い時間がかかる。

日本では、

・基礎研究二～三年
・非臨床試験三～五年
・臨床試験三～七年
・承認申請・審査一～二年

となっている。

新しい薬が世に出るのに、早くて九年、長ければ十七年という途方もない時間がかかるということだ。

その間にかかる研究費や開発費は時に数百億とも言われる。

一方、海外で先に承認されていると、日本でも比較的認可されやすいという。先に、川村院長がアメリカでの起業について私に相談をした理由がここにあった。いい例がインフルエンザに効果があるタミフルで、これはヨーロッパで開発、販売され、日本では、そのわずか三年後に使用されるようになった。かなり短い期間で承認されたのだ。

ＰＥＡ濃度測定検査は、海外には例がない、日本発のものである。

だからこそ、一刻も早く「診断手法」であり「診断試薬」として国の承認を受けるために、私は、自らの今回の一連の経験を拡《ひろ》く世の中に伝えることで、「うつ病」診断と治療の現実を変えていきたいと強く思っている。

ＰＥＡ濃度測定検査が承認され、拡く普及するまでの間、これまで通り「うつ病」は医師による問診と観察での診断が続く。

そして、ほとんどの場合、投薬中心の治療が施されることになる。

しかし、患者側に、「ＰＥＡ濃度測定診断」と「運動処方箋」の知識があれば、展開は変わってくるに違いない。

多くの人々が、「うつ病」地獄に落ちないですむ。

不幸にも「うつ病」になってしまった人々を一人でも多く早く救えるよう、この本を読んだ方々が、この本に書いた私の、「うつ病」からの完全帰還までの体験を消化（理解・了解・納得）できたなら、〝有益情報〟として拡めていただきたいと切に願っている。

少なくとも、悪い結果を生じさせることはないのだから‼

事実、週二回の筋トレと、一回の鍼灸整体、毎年一回のフルマラソン、二回のハーフマラソンへの参加によって、私の活動の主体としての「肉体」も、その指令塔としての「脳」も大きく変化してきている。

自分で言うのもなんであるが、経営判断が早く鋭くなってきていることを日々実感している。

また、「うつ病」真っ盛りの頃は、身体中の神経が麻痺している感覚であったのが一転して、自らが多くのブレーンの力を借りて書いた「運動処方箋」で、筋肉量が増え、そこに血液を供給するために毛細血管が張り巡らされ、身体全体が活性化してきた感覚に変わっていった。

結果、神経が改めて身体全体に張り巡らされ、それらを自在にコントロールできている自分を感じている。

仕事の面においても、現在、二社の株式会社の代表取締役、一社の社外取締役、一社団法人の理事長をしている。

たぶん、いずれかの会社や社団の運営や、やっている事業に大きくつまずくことがあっても、それが原因で「うつ病」になることはもはやないと自信を持って言える。

なぜなら、私には、「うつ病」から帰還した経験と、それを支えた〝有益な情報〟、そして何よりも、闘病の過程で気付いた人生に勝利するための〝考え方〟であり、〝生き方〟があるからである。

二〇二〇年には、代表を務める二社を統合し、社団法人の目的も大幅に拡充してエネルギーマネジメント業界と食品スーパーマーケット業界、そして、ＳＤＧｓの世界に名を残す会社にする。

その下地は、全て整った!!

この名を残すであろう会社に至るまでには、記しておかなくてはならないエピソードがもうひとつだけある。

それは、私が前の会社で代表取締役社長に就任した時のことであった。

例のＣＥＯであり、今となっては勝手にピラニアだと思い込んでいた会長から、

「村井さんは、営業も、書くことも、話すことも、みな人並み以上にできる」

「だけどひとつ、私にあって村井さんにないものがある。それは強い肉体とそれに基づく強靱な精神力だよ!!」

と言われた。

当時は正直、あまり面白い話ではなかった。

精神力はともかく、肉体なんて関係ないだろ、くらいに考えていた。

その後、私は「うつ病」になり、回復であり完全なる帰還に向けて悪戦苦闘する中で、実に様々な体験をしてきた。

重苦しい気分、浅い睡眠、食欲不振、億劫《おっくう》な毎日……。

逃避行の入院、大量の薬、回復への焦り……治るとも治らないともわからない無為な

日々。

そしてそんな中、会長の言葉は本当のことだったなと、深く実感した。

会長は、もともとトライアスロンの選手でもあり、毎朝、足首に重しをつけて自宅周辺を走っているとの話を聞いたことがある。

経営者としての〝自信の源《みなもと》〟を持っていたのだ。

会長は、これまで何度も東京マラソンを完走している。

だから、いつか会長の記録を越えてフルマラソンを走ることがランニングクラブでの私の最終的な目標となった。回数も時間もである。

そして、事業の面でもマラソンでも会長を越える!!

これこそが、人生に勝利するための〝考え方〟〝生き方〟に気付く最初のきっかけを創ってくれた会長への本当の恩返しだと思った。

走ることも脳の活性化に大いに役立つ!!

ちょうどその頃、「『走る』ことでなぜ脳は活性化されるのか」ということが書かれた本があることを知った（『脳を鍛えるには運動しかない！』ジョン・J・レイティ他著、NHK

出版)。

走ることは有酸素運動で、脳に刺激を与え、活性化を促すという。

また、工夫しだいで適切な運動は、記憶、集中、発想などのビジネスに必要な能力を鍛えることができるとあった。

「自分がフルマラソンを走ろうと決めたことは間違いではなかったな」

との思いが強くなった。

私を含め、現代人の移動手段は電車や車である。

また、屋内でも階段は使わずにエレベーターに乗ってしまうなど、脳に刺激を与える機会がますます少なくなっている。

毎日、机に向かい、パソコン作業、仕事を離れてもスマートフォンばかりを操作している。


こうした一連の流れは、脳の退化を促す。

ヒトの脳にある「海馬」や「前頭葉」は、身体を動かすことで活性化される。

海馬は記憶を担当し、前頭葉は情動をコントロールしている。

思い起こしてみると、「うつ病」の時、簡単な暗算ができなかった。

これはワーキングメモリーを司る前頭皮質、前頭葉が弱くなってきているということだった。

たとえば何かの作業をする。次はこれをしなくてはならないと瞬間的に何かを覚えて、次にとりかかる、そして、また次のことを覚えてという能力が低下するのだ。

すると行動自体が遅くなる。食事もゆっくりになる。歩くのも遅くなる。

私は自分ではものすごく歩くのが速いと思っていたが、「うつ病」の時は、歩く人みんなに追い越されていた。おかしいと思っていたが腑に落ちた。前にも書いた「箸使い」の件も同じである。

治したいなら外に出よう

走ることからちょっと話がわき道にそれるが、前頭葉という言葉で思い出した話がある。「アメリカの鉄梃事件」だ。

一八四八年、鉄道線路工事現場で火薬爆発事故が起こり、作業長の頭に鉄棒が突き刺さった。

直径三センチ、長さ一メートルの棒は顔の横から入って、左目の後ろを通り、頭頂から抜け出していた。脳を貫いてしまった大事故だ。

左の前頭葉は破壊され、死亡は時間の問題と言われたが、運ばれた病院でも意識はしっかりしており、彼は奇跡的に一命をとりとめた。

が、それまで、勤勉で部下からも慕われ、責任感の強かった彼が、事故後はまったく逆の性格になってしまった。

その粗野で知的能力のバランスを欠いた人物像に、「もはやあの時の彼ではない」とまで言われたそうだ。

これほどまでに前頭葉というのは、人間にとって大事な器官なのだ。

その器官が退化し、活性化しないという状態になったら、人が変わったようだと言われても不思議はない。

「すると、自分もそうだったのだろう。会社が業績不振の時、何もかも捨てて死のうとまで考えたのは、残された社員や顧客のことをまるで想定していなかったからだ。いつもの私なら、そんなことを思いもしなかったはずだ」

走ることで、脳を活性化できるなら、こんなにいいことはない。

また、走る時には、ルートを変える、道端の看板に注目して見るなどすると、記憶力のアップに繋がるともいう。

だらだら走っていてもダメだ。「脳を活性化させる」という意識を持って走れば張り合いもある。美しい景色を見て、脳も活性化するなら、こんなにいいことはない。「うつ病」になることでもうひとつ、心的ストレスを受けると海馬が縮小することがわかっている。

この場合も、外に出て刺激を受けることで改善するらしいが、もともと「うつ病」になったら、「外に出たくない」「いつまでも布団の中にいたい」と思い、なかなか実行できない現実がある。

ただでさえ、何をするにも億劫《おっくう》な状態の時に、なんで走らなくちゃいけないんだと、当時なら私も強く思ったはずだ。

でも、「うつ病」を治したい、おさらばしたいという思いがあるのなら、走らなくともいい、残されたわずかな気力を振り絞って外に出てみて欲しい。

日光に輝く新緑がきれいだとか、雨の音が心地よいと感じ始めたら、それは気持ちの上昇傾向であり、回復へのステップだと考えて欲しい。

ピラニアを越えるためにホノルルマラソンに挑戦!!

会長の記録を越えてフルマラソンを走ることがランニングクラブ入会の主たる動機であ

り、クラブでの最大の目標になったことは先にも書いたが、まずは、還暦でフルマラソンを完走することが私の次の目標となった

ターゲットを八カ月後の東京マラソンに定めた。

東京マラソンは二〇〇七年から始まったもので、おおむね毎年二月に開催され、四二・一九五キロを制限時間七時間で走らなければならない。世界六大マラソンのひとつでもある。

自分の体力に相当の自信がついてきた私は、初マラソンであっても、その制限時間なら完走を果たせる。完走すれば、自身の人生の中で結果としてメンターにまで昇華しつつあった会長に、当時の会長並みに心身ともに成長をした自らの姿を見せることができると思ったのである。

加えて、フルマラソンの完走が、自分自身が「うつ病」を完全に克服した完璧な〝証《あかし》〟になることを確信した。

しかし、ここで問題が発生した。

ひとつは、柳コーチからの、「村井さんの年齢や今の実力で、初のフルマラソンを、わずか半年間で完走に持っていくには、きちんと計画を立てて、実戦練習を重ねなくてはなりません。そんなに甘いものではありませんよ⁉」という言葉であった。

もうひとつは、東京マラソンの抽選倍率の高さであった。

当時の東京マラソンの抽選倍率は一〇倍を超えており、また、制限時間の七時間も、マラソン〝ド素人〟の私が、まずは「完走」をゴールとして走り切るにはかなりのリスクであった。

そこで、柳コーチと話し合って、抽選も時間制限もないホノルルマラソンに目標を切り替えた。

ホノルルマラソンは一九七三年からハワイ・オアフ島で開催されている歴史ある大会である。日本航空がスポンサーで有名だ。

距離はもちろん、四二・一九五キロ、時間制限はなく、「世界最大の市民マラソン大会」のひとつでもある。

フルマラソンだけで、世界各国から毎年十二月の前半に約二万五〇〇〇人ものランナーが集まり、そのうち一万一〇〇〇人以上が日本人だという。参加資格は満七歳以上、上は無制限である。

歩いても走ってもいい。誰もが自分の目的であり目標に合わせて楽しめる大会だ。

もともとは、世界的な心臓病の権威である医師が、自らが治した患者のリハビリと予防のために始めたと聞いた。

それは、完全なる治癒の証であり、ゆっくりでもいい、人生にも似た、あきらめずにゴールを目指すことの意義を多くの参加者が実感をする大会でもあった。

参加へ向けての当時の私の思いであり意気込みは、

「よし、ここで完走すれば、確実に壁を越えられる!!　最高でも『完走』、最低でも『完走』だ」

壁とは、「『うつ病』になる前の自分」であった。

「うつ病」であったこと、これからの「将来」のこと、会長に回復ぶりを見せること、全てを越えてリスタートするための、あとで人生を振り返った時に光り輝いて見える、人生の反転攻勢の〝金字塔〟にしたい、そういう思いだった。

それからもうひとつ、亡くなった母に、

「もう大丈夫、心身ともに最高の状態になったよ!!」

「だって俺、この歳でハワイまで行ってフルマラソンを完走してきたんだぜ」

と伝えたかったのだ。

本当なら、生きているうちに、「俺、人生の仕上げの段階になって『うつ病』なんかになっちまって心配をかけたけど、盤石の肉体と精神を手に入れたからね!!」「もう、大丈夫だからね!!」と言いたかった。

十二月のマラソンが終わるまでは生きていてくれと願ったが、母は逝《い》ってしまった。

こうなったら、何が何でも「完走」を果たさなくてはならない。私は、知人で、奥様が前回のホノルルマラソンを初挑戦で完走した経験がある人物から、そのコツを聞いた。

コースはアラモアナ公園をスタート。

ワイキキビーチやダイヤモンド・ヘッドを通過し、カピオラニ公園がゴールとなる。

意外と坂道が多く、向かい風も強い難所続きのところもある。

「まずは、スタート時の周りのハイペースに惑わされないこと」

と忠告された。

タイムを競うのではない。あくまでも完走が目的ならば、まずは自分のペースをつかむこと。

「スタートから五キロまではウォーキングで、ハーフまではジョギング、ハーフからゴールまではランニングをする」

こうしたアドバイスを受けて、私はホノルルマラソン完走計画を立てていった。

柳コーチからは出発一日前までの日本での三日間は、炭水化物を一切とらないこと。そして、出発前一日と現地での二日間で炭水化物を大量に摂取するよう指示を受けた。

これは四二・一九五キロを走り切るエネルギー源を身体に充分に溜めるためであったが、なかなか辛いものがあった。

いよいよハワイに到着した。

マラソン前日、ツアーに同行してくれていたランニングコーチから、スタート前のストレッチのやり方や給水所での水の取り方を教えてもらい、軽く三キロを走った。

そして夕方になって、パスタやフライドポテトなどを炭水化物としてガツンとお腹に詰め込んだ。

日本のラージサイズが、ハワイでは普通のサイズなので、かなりの量であった。

レースは午前五時にスタートする。

十二月とはいえ、日中の気温が二八度まで上がるハワイでは、早朝の涼しい（というよりは寒いくらいなのだが）時間帯からマラソンが始まるのだ。

レース直前の三時間以内に食べたものはエネルギーにならないと聞いたので、当初は、午前一時に起床してすぐに食事をとるつもりでいた。

一応、ランニングコーチに確認してみると、

「二時間でエネルギーになりますよ」

とのことだったので、

「二十一時に寝て、午前二時半に起きる。そこから食事をとればいいな」

と計画を変更した。

前日の十六時に腹一杯、フライドポテトやらパスタを詰め込んでいたから、朝は軽い食事でも充分で、当日のコンディションはよかった。

それに、ホノルルのコンビニではにぎりたて感のある温かいおむすびを売っていて、味も日本のそれと遜色ない。これとアツアツのカップ味噌汁を朝食にしたこともよかった。

身体そのものは、朝一番で熱いシャワーを浴び完全に目覚めていたので、スタート時間までには、身体の内外ともに温まって準備が整った。

充足感にあふれたゴール

いよいよレースが始まった。

スタートの並び順は、参加時に申告する「完走予想タイム」で分けられている。

このマラソンはもともとタイムを競うものではないし、いうなれば「ゆるい」大会だ。

とはいっても男子の持ちタイムのトップは二時間〇八分台。世界記録が二時間〇一分台だから、やはりプロアスリートが出場しているレースではある。

私は初めての参加であるし、完走することが唯一の目的なので、七時間以内でのゴールを目標に定めた。

まだ暗い空に打ち上げ花火が上がる。

参加者総勢二万五〇〇〇人。

ホノルルマラソンのスタートの号砲が響く。

私はかなりの後方からのスタートだ。だから、スタートラインに到着するまでになんと二十分近くを要した。

「まわりのペースに惑わされずに、とにかく、焦らないでいこう」

そう決めて、最初の五キロを予定通り早めのウォーキングとジョギングで行った。

しかし、ハーフ地点までこの調子だとタイムとしては、三時間二十分くらいになる。少し遅すぎないか？

ペースを上げた方がいいかな？

道は起伏に富んでいて、走ったり、歩いたりとみんなが好き勝手のスタイルなので、まっすぐ走ることができず、それがちょっとストレスにはなった。

きらめく海や風にあおられる木々を見ているゆとりはなかった。

とにかく「完走!!」だ。

しかし、ふと思った。

こんなことばかり考えていては、「うつ病」からの完全脱却の〝金字塔〟たるマラソンにはならないのではないか？

もっと気軽に、それでいて目標を忘れずに。

「自分の目的、目標に合わせて楽しめばいいんだ」

「自分が完走してゴールする姿だけを頭に浮かべて走るぞ!!」

気持ちを切り替えて、ジョギングを続けた。

二マイルごとに給水所があるので、脱水症状を起こさないよう、必ず水分をとった。

一〇キロを過ぎると、次の一〇キロはハイウェイを走るコースになる。

ここからは、体調も良かったので早めにランに切り替えた。

徐々に日差しや照り返しが強くなってきた。

気温も上がり、汗がにじみ出る。

このハイウェイのコースでは早くも折り返し地点を過ぎたランナーとすれ違う。

「じゃあ、もう少しで折り返し地点だな」と思ったのが間違いだった。走れども、走れども、ずっと単調な道が続き、折り返し地点がなかなか見えてこない。

このままランを続けるとまずもって体力がもたない。

そこで、ハーフの地点までは、再びジョギングに切り替えることにした。

こうして、ハーフ地点である折り返しを過ぎた。

これまでマラソンといってもフルの経験はなく、三カ月前のハーフマラソンが一回だけだった。

この時は、最後には足を引きずってゴールした。膝の痛みはハンパではなかった。

しかし、今回はハーフを過ぎても、どこにも痛みはない。

しかし、このままのジョギングのペースで行くと、七時間ぎりぎりになりそうだ。

気温もそうとう上がり、日差しも強くなっていたことから、三五キロまではこのままジョギングで行き、最後の七キロでしっかりとランをすることに決めた。

とにかく、歩くことなく、最初に掲げた目標である七時間完走を目指して、ひたすら足を前に進めた。

柳コーチの教え通り、上り坂では身体を前に倒し、丹田に力を入れる。すると身体が倒れまいとして、自然に足が前に出るのだ。新宿御苑での〝ブレイク60〟で体得した走法である。

「ダイヤモンドヘッドへの上り坂ではこの走法で体力を温存しよう」

そして、

「ダイヤモンドヘッドからゴールまでの最後の下り坂で膝や体力の様子を見て、ランに切り替え、一気にゴールするぞ!!」

そう決めた。

ラスト五キロの下り坂を駆け抜ける。

この段階で、走っているランナーはほとんどいなかった。

みな、疲れ切って、ウォーキングだ。

そんな中を、次から次に追い越していく。

それが快感になって、ますます、エネルギーが湧いてくる。

ランナーズ・ハイとはこういうことをいうのだろうか。

結果的に五〇〇〇人以上を抜いただろうか。

沿道には、ボランティアや地元住民の応援が響いている。これも、最後の力を振り絞るのにものすごい励みになった。

私は、ゴールまでの直線コースを隣の若い日本人女性と競り合いながら、全力疾走とまではいかなかったものの、余力を残すことなく走り切り、ゴールを駆け抜けた。

もちろん、その女性には勝利した。

「六時間四十四分四十四秒!!」

私が世界で一番好きな数字である「四四」がたくさん並び、感動をさらに大きなものしてくれた。

「四四」＝「四合わせ（しあわせ）」＝「幸」

の二連発!!

正直、もう少し早くランに切り替えていたら、もっとタイムを縮められたかなと思ったが、とにかく達成感でいっぱいの私には、

「今ならなんでもできる」

という充足感があり、それは、またひとつ、ことを終えて、人生をポジティブに生き抜く自信へと繋がっていった。「いくつになっても、人間、できないことはない!!」と。

その夜は熟睡し、近年にないさわやかな目覚めで朝を迎えた。

翌朝、足も膝も痛くない。

「これからハーフマラソンだ!!」と言われても、走り出せる心身の状態であった。

強くなった自分を実感した。

「あの、三〇〇メートル先の会社に行くことにさえ、一歩も前に出なかった足が、四二・一九五キロを走り抜いたのだ!!」

それは、走らせてやりたいとの、医師、ランニングコーチ、筋肉トレーナー、「うつ

病」の時にも私を見放さなかったお客様であり親友の〝思い〟のお陰であった。

多くの方々が、日本時間では深夜から早朝の大会であったにもかかわらず、私のゼッケンナンバー「２６２３６」をパソコンやスマホの画面に入力して、後を追ってくれていた。

——ゴール後、すぐにスマホには、「完走おめでとう‼」のたくさんのメッセージが届いていた。

「感謝」の言葉以外、見つからなかった。

ホノルルから戻ってすぐに故郷に帰り、完走の証のピカピカの金メダルとともに、墓前へ報告した。

「やりました‼」

人生は本当にフルマラソンのようだ

目標に向かってきちんと身体を鍛え、整え、チャレンジすると、必ず、身体はきちんと応えてくれて、善き回答を出してくれることがよくわかった。

「努力した以上の成果は出ないが、成果の出ない努力も、また、ない」と思った。

価値ある目標を達成するには、周到な準備と経験豊かなアドバイザーが必要であること、そして、その教えに素直に従い、目標達成までは脇目もふらず一生懸命努力することが改めて大切なのだと痛感した。

今回のホノルルマラソンでも、

「還暦のおっさんが、無茶なことを言うなあ。でもまあ、夢を実現させてやりたいな!!」と、協力してくれた様々な人たちがいたから、私は望みを叶えることができた。

還暦の日の、〝ブレイク60〟もまた同じだった。

なんと彼らは、私のために風よけとなり、一〇キロも一緒に走ってくれたことを前に書いた。

自分のここまでの人生を振り返ってみて、つくづく、人生はフルマラソンに似ていると強く感じた。

というか、「人生こそ、マラソンだ!!」この表現が今の私には、一番しっくりくる。

人生もマラソンも、最終のゴールを決め、常に目標と時間軸を持ち、達成のための戦略・戦術を考え、準備を怠らず、勇気をもってそれを実行することの繰り返しなのだ。

「企業経営」もまた然りである。

マラソンになぞらえると、三〇キロ地点まで、私は誰のアドバイスも聞かず、恵まれた環境の中で、独りよがりで突っ走ってきた。

それが、急に「うつ病」という落とし穴にはまり、走ることさえできなくなった。

そこから立ち上がる気力も勇気も失い、イップス（心の葛藤から思い通りのプレーができないこと）状態になり、一歩も前に進めなくなった。

焦りが募った。

しかし、「うつ病」との闘いを決意し、克服する過程で、

「自らが幸せになるためには、誰かを幸せにすること」

「情けは人の為ならず」

に心の底から気付き、周囲の方々から「期待」と「信頼」というエネルギーをもらって、もう一度、自分を信じ、自らに投資をして、残りの一二・一九五キロを走り始めたところだ。

もう、先を急ぐことも、立ち止まることも、ゆっくり歩くこともない。

常に、「相手の目に映る自分であり、相手が思う自分が自分（私）」を理解した上で、マイペースで走り切るのだ。

これまでの経験から、ゴールまでの道の起伏も起こり得る難事も大体わかっている。

坂道は経験値が上がって、登りも下りも得意になった。

登りは常に前傾姿勢で、強く一歩を前に踏み出し、下りは腕を振りすぎないように歩幅を縮めて慎重に駆け抜ける。

困難な登り坂では、周りを信じて、前に倒れる瞬間まで思いっきり前傾姿勢で、「もうだめだ‼ 倒れる」となった時に初めてそうならないように、次に出すべき足を大きく一歩前に踏み出すことを繰り返すこと。

走りやすい下り坂では、その環境に甘えることなく、〝好事魔多し〟に気をつけて、腕の振りは抑え、歩幅を縮めたピッチ走法で、足をくじくことがないように、慎重に次の一歩を踏み出すことを繰り返す。

こんな感じだと思う。

また、この姿勢は、企業の経営に通ずると思った。

まさに、マラソンが人生なら、〝走り方〟は、〝生き方〟、〝考え方〟に通じると思う。

そう感じるのは、私だけだろうか⁉

今、私が進めている様々な事業はいずれも経営環境に恵まれている。

それに甘えることなく、事業を支えてくださっている周りの方々に対する感謝の気持ちを忘れず、エネルギーマネジメント業界と食品スーパーマーケット業界、そして、ＳＤＧｓの世界において「お客様をまず先に幸せにする」とのスタンスをブレることなく貫き通し、善き環境の時も、そうでない時も、きちんとした結果を出しながら、事業を継続・発展させていくことで、社会に貢献するというゴールに向けて、走り切る確固たる自信が私にはある。

だが、その自信も私だけの力で生み出したものではない。

人一人の力で成せることは本当に小さいものだということも心底学んだ。

それは、「うつ病」で人生における地獄の淵まで落ちていき、そこから這い上がるために、「うつ病」と真正面から向き合い、数々の援軍を得て闘うことから始まって、ホノルルマラソンを完走するまでの、紆余曲折の体験から得たものだ。

全ての経験値が次に繋がる。

「うつ病」での経験は、全て私の人生という畑の〝肥《こや》し〟となった。

私にとって、「うつ病」と闘った二年半は、全くもって無駄なことではなかったと公言できる。

その証拠に、今ここに、ピラニアであった会長であり、最初の内科医であり、そこから、いい先生がいますと言って紹介された最初の精神科医にすら感謝をしている私がいる。

〝人生の経験に、捨てるもの無し‼〟

肥しの効いた畑には、次に解決すべき我が国の社会的課題がひとつ残っていた……。

第五章

「うつ病」の未来……
一刻も早く科学的・客観的な
診断体制づくりを

「うつ病」の診断は科学的・客観的か？

これまで、私の「うつ病」体験談を綴ってきたわけだが、「うつ病」は本当に難しい「病気」だ。

医師でさえ明確な診断基準に困っているのだから、素人の私たちが推定し、それを自覚するなんて、とても無理な話だ。

「うつ病」ではないかと思った時、既に、ほとんどの場合、体調不良に陥っている。気分が落ち込む、やる気が起きない、とにかくだるい。何をするにも億劫《おっくう》だ。

こういった症状が続々と出てくる。

すると、まず受診するのは内科という人が多い。

内科的には問題なしということになると、心療内科や精神科に回される。

さて今度は、うつ状態に対する問診で、「何に対しても興味や喜びを感じない」や「気分が落ち込んでしまう」を含む五項目にチェックを入れて、この状態が二週間続くと「うつ病」と診断される。

前述したが、「うつ病」の問診には、伝統的診断法である「クレペリン検査」、WHOで認定された「ICD-10」とアメリカ精神医学会の「DSM-5」がある。

これから記すのは、「DSM－5」だ。

これを見ると、「うつ病」と「不安障害」の判断基準はとても似ていることがわかる。

以下が「うつ病」の問診となる。

①抑うつ気分

②興味、喜びの著しい減退

③著しい体重減少または増加

④不眠または睡眠過多

⑤精神運動性の焦燥または制止

⑥易疲労性（疲れやすい）、または、気力減退

⑦無価値観、または、過剰、あるいは、不適切な罪責感

⑧思考力や集中力の減退、決断困難

⑨死についての反復思考、自殺念慮、自殺企図

このうち少なくとも①か②を含む五つ以上があてはまると、「うつ病」と診断される。

不安障害の場合は、

①落ち着きのなさ、緊張感、または、過敏

②疲労しやすい

③集中困難、または、心の空白感
④いらだたしさ
⑤筋肉の緊張
⑥睡眠障害

このうちの三つ以上があてはまれば、不安障害となる。

「社会不安障害」という診断もあり、これまた違った組み合わせの状況になるようだ。素人である私には、これについてはどうもよくわからない。図書館などで専門書にしっかり当たって、正確な知識を得て欲しい。

ともあれ、これで本当に、科学的、客観的な診断手法と言えるだろうか？　医師は疑問に思わないのだろうか？

正直なところ、私的には「文学的」「主観的」としか思えない。

日本の精神科には、この「ＤＳＭ－５」どころか、患者の表情、言葉の響きや沈黙度、態度、仕草などの雰囲気から診断するという医師も相当数存在するとのことだ。

「ＤＳＭ－５」ひとつをとってみても、「客観的」かというと、そうとも言えないような感じなのに、こんなあやふやな検査で、「うつ病」だ、いや、不安障害だと診断されるのが、今の我が国の精神医学界の現実なのだ。

問診は患者の自己申告でしかない

また、「うつ病」と「うつ状態」は違う。

二週間「うつ状態」が続くと「うつ病」となると書いたが、二週間というのは、見方によっては結構長い期間だ。

その間、ずっと気持ちが落ち込んだままでい続ける人は、案外少ないのではないだろうか。

気持ちが引き続き落ち込んでいても、「今日は給料日だから、何か美味しいものでも買って帰ろう!!」「今日は早めに帰って、楽しみに撮っておいたドラマを見よう!!」と、どこかで、ちゃんと自分の気持ちを持ち上げている。

自己防衛本能というか、これ以上「うつ状態」が悪化しないように、自分で自分の身体を守っているのではないかと思う。

それに問診は、あくまでも患者の自己申告でしかない。

私もそうであったが、ビジネスパーソンが激務に疲れ果てて会社をしばらく休みたいと思い、自らの体調不良になんらかの〝病名〟をつけることが目的（必要）となった時、意図的に「うつ病」と診断されるように答えることはいくらでもできる。

そこからどうやって医師は「本当のうつ病」を見分け、見つけ出すことができるのだろうか？

また、「うつ病」だと思って病院に受診に来た人が、実は「双極性障害（躁うつ病）」だったというケースもかなりあると聞いている。

うつ症状の時に来院し、「抗うつ薬」をもらう。

それを飲んでいると気分が上がるので躁症状に変わる。これを「躁転」という。

躁症状の時には、気が大きくなっているから病院には来ない。

うつと躁の症状が交互にやってくるから、そのうちまた気分が落ち込んでくる。

だからいつまでたっても治らない、やっかいな状態になってしまう。

躁症状になると、何十万円もする着物を買ったり、酒場などで財布がからっぽになるまで気前よく周りの人たちに奢ったりするなど、普段とはあきらかに違う行動をとる。

その時期を過ぎると今度は、そんなことをした自分を深く悔い、追い詰める。そして、この二つの症状を繰り返しながら、「躁うつ病」は進行していく。

医師たちは、最初に患者が来た時に、これは「うつ病」だけなのか、「双極性障害」なのかを見極めるという〝神業〟に近いことをやってのけなければならないのだ。

だからこそ、ＰＥＡ濃度測定検査のような、きちんと数値から病名やその程度、進行状況を判定できる検査が必要になってくるのだ。

「うつ病」は、その各進行段階における、それぞれの症状に合った薬を見つけ出すまでに時間がかかる。

とてもとても、五分間診療で対処できるものではないと思う。

〝確実〟な診断結果と〝最適〟な薬、これが「うつ病」からの回復の第一歩となる。

症状に合わない薬を大量に飲み続けると、ますます、状況は悪化する。

私が悔やんだのは、当初、「うつ病」は薬で治ると思い、回復までにずいぶん無駄な時間とお金を費やしたことだ。

薬より先に、PEA濃度を測る血液検査を受けて、そこで「病名」を確定させ、その進行状況に合わせて薬を処方して欲しかった。

そうすれば、一年ぐらいで「うつ病」から帰還できていたかもしれない。

きちんとした医師に診てもらうために

よく聞かれるのが、「では、うつ状態になったら、何科の医者にかかればいいのか？」

ということだ。

「うつ病」は診断が難しいとこれまで何度も言ってきたが、だからこそ、内科医ではなく、専門医に診てもらった方がいい。

内科の医師は、様々な分野の患者をかかえている。

「風邪をひきました」

「胃の調子が悪いんです」

毎日、多くの病気、患者を診察しているのだ。

そこへ、判断が難しい〝病《やまい》〟であり、本来は、精神科の専門医が診るべき患者が来ても、とりあえず、軽い「抗うつ薬」や睡眠薬を処方するのが精いっぱいだ。

まず、
・神経内科…脳梗塞や脳腫瘍など脳の中に何かができている病気を対象とする。
・脳神経外科…右記の神経内科の病気を外科的に治療する。
・精神科…気分が沈む、不安、頭が混乱するなど、体調は悪いが身体的には異常がない症状を治療する。
・心療内科…生活上のストレスで身体に病気を引き起こす心身症が対象。
という、診療内容の違いを念頭に置いて、病院選びをして欲しい。

内科とか外科は、近所にたくさんあるし、掛かり付けの医者もいるだろう。

ここに挙げた診療科は、頻繁に行くというものではないから、探し出すのも難しいかもしれない。

そういう場合は、ネットで調べるといいだろう。

最近では、最適な病院や医師を紹介する専門のサイトもたくさんできている。大阪出身の東北の主婦が、私を東京に訪ねて来るきっかけになった「うつ病」からの帰還のブログも、こうした専門サイトに二〇回にわたって掲載されたものであった。

ただ、自分ではきちんとした判断ができないと思ったら、身近な人に頼るのも手だと思う。私も含めて周りには、案外と「うつ病」からの帰還者がいるものだ。

日本人は比較的、内科などの医者には気軽に行くが、こと、「うつ病」の症状として書かれていることのいくつかが該当した場合に、最初から精神科にかかる人はかなり少ないと思う。

やはり、「精神病＝人に言えない病気」という、昔からの既成概念的なものがあるからだろう。

現在の「うつ病」は、少なくとも私の体験上、きちんとした医師に診てもらい、その進行の状況に合わせて最適な治療を的確に施してもらわなければ、簡単には治らないし、逆に、悪化する可能性すら秘めている。

だからこそ、内科や外科を最初に受診するのと同じような気持ちで、精神科・心療内科のドアをまずは叩いてみて欲しい。

「うつ病」が引き起こす弊害とは……

私が、「自分はどこかおかしいんじゃないか」「身体の中で、何か大変なことが起こっているのではないか」と自覚したのは、気分の変調もあるが、ある日、希死念慮がはっきりと頭の中に浮かんだことからである。

幸い、一方ですぐさま、「無になることへの恐怖」に襲われ、電車に飛び込むことはなかった。

しかし、漠然とではあるが、私でもその一歩手前まで至ったことから、「うつ病」患者の自殺率はかなり高いのではないかと感じている。

ここに興味深い資料がある。

「メタボロミクスによるうつ病血液分子マーカー探索のアプローチ」と題した論文だ。

その中に、「うつ病罹患率と自殺率の国際比較」という項目がある。

それによると、全世界で「うつ病」の罹患者は平均四・三七％、日本は最も低い二・四六％である。ついで、韓国、北朝鮮が続き、最も高いのがアフガニスタンの二二・五％となっている。

だが、この数字はそのまま受け取れないという。

なぜなら、日本では「うつ病」と診断された人は少ないが、自殺者数が多い。クウェートやオランダは「うつ病」が多いが、自殺者数は少ない。

確かに、人種や社会的な要因で一概には言えないが、「我が国において『うつ病』と診断されずに適切な治療を受けていない患者が少なからず存在することを示す」とこの論文では結論付けている。

ホンジュラスなどは、「うつ病」患者はとても多いのに自殺者は少ない。

診断の仕方が違うとかの理由はあるだろうが、できるだけ精神ケアをやっていこうとして、それが実践できている国なのだろう。

自殺の原因のひとつには、「抗うつ薬」の副作用もある。

ここからわかるのは、やはり早めに「うつ病」か否かを判断し、その後のケアがしっかりしていれば、救える命がたくさんあるということだ。

そういった意味で、精神医学は課題が多い医療分野であることは間違いないと思う。

現在、「うつ病」は、格差社会、閉塞感を強める我が国の社会において、喫緊の解決すべき大きな課題となっている。

早く、国レベルで手を打たなければ、「『うつ病』＝『死』」という公式ができあがってしまうのではないか!!

このことには、経験者として心配を超えた〝恐怖〟を覚えている。

「うつ病」と併存している障害

また、「パニック障害」、「社会不安障害」、「強迫性障害」、これらの「不安障害」と呼ばれている疾病の七〇％に、「うつ病」が併存しているといわれる。

「パニック障害」は恐怖や不安によって、激しい動悸、めまいなどが起こるものだ。本人にとっては、死ぬかもしれないという切迫した状況で、いてもたってもいられなくなる。

その発作はやがて落ち着くのだが、「また、あの発作が起こるのでは」と思うようになり、社会生活が困難になる。

「強迫性障害」は「しなければならない」という執着が高まったものだ。

たとえば、いつまでも手を洗っているとか、戸締まりが気になって何度でも確かめるなどのこだわりが異常に強くなる。

「社会不安障害」は、人前で何かをする時に、異常なまでに緊張感が高まり、がまんできなくなる。結果、そういった場面を避けるようになる。

加えて、周囲の目が異常に気になり、他人の評価が大きな不安材料になる。

人前で、驚くほど赤面したり、大量の汗をかくのも、この症状の現れである。

私にも、覚えがある。

いくつかの場面が、鮮やかによみがえってくる。

普段なら、何百人の前で講演をしても平気だったのに、「うつ病」になってからは（私の場合は「うつ病」から「不安障害」を併発している）、たとえ少人数の講演会や会議でも、そこから逃げ出したい気分になったり、足が震えたり、会議を乱す人に異常な憤りを感じたり……いったい自分の中に何が起こっているんだとの大きな不安に襲われた。

自分の状態を見極めるのは大事だ。

もし仮に、「うつ病」の治療だけをして、併発の「パニック障害」の薬を処方しなかったら、いつまでたってもよくはならないだろう。

何度も言うが、「本当に自分がどのような状態なのか？（「うつ病」の病状進行上のどこにいるのか）」「一体全体『うつ病』に至った本当の原因はなんなのか⁉」。

ちゃんと、人生をかけて患者に向き合ってくれる医師を探し出し、訪ね、問いかけてもらい、「うつ病」になった原因に気付き、最適な治療方法と時間軸で「寛解」➡「回復」➡「快癒」への途を一緒になって歩んでもらう。

これこそが、「うつ病」からの〝ロード・ツー・帰還〟である。

「うつ病」は国を滅ぼす⁉

また、「うつ病」の大きな弊害のひとつに〝社会構造の変化であり崩壊〟がある。

厚生労働省では三年に一度、精神疾患を有する患者数を公表しており、「気分障害（躁うつ病を含む）」の患者数は、平成二十三年は九五・八万人だった。

三年後の平成二十六年は一一一・六万人と、約一六％も増加している。

これは受診した人の数だけなので、診察を受けるまでには至っていない人を合わせると、相当の数にのぼると思われる。

年齢でみると、四十代から六十代が最も多く、特に職場で中核をなす四十代が一番多い。まさに働き盛りの人たちだ。

部下を指導する立場にいるが、自らの上にもまた、上司がいる。

上からも下からもいろいろな要望がなされ、それらが全て負荷となって両肩にズシンとのしかかってくる年代だ。

日本の企業の業績悪化に伴う、「うつ病」増加の最大の予備軍である。

このような、「うつ病」にかかった人たちが会社を休職した場合、社会保険制度で「傷病手当」を申請し受理されると、正式に手当ての支給がスタートする。

その額は、給与の標準報酬月額の三分の二である。

たとえば、月額給与で五〇万円をもらっていた人は、日給に直すと一日あたり一万六六六七円となり、この三分の二だから日給にして一万一一一一円の支給となる。

全国健康保険協会のＨＰを見ると、月給に対する支給額が一覧表になっているので、わかりやすい。

手当が支給される期間は、最長で一年半と決められている。

私もこの制度で一年半手当を支給してもらい、ずいぶん助かった。単純に日給に直すと、二万円以上あった。

このような制度のもとで、社会保険から「うつ病」などの精神疾患に毎年一〇〇億円近い傷病手当が支払われているという。

ただでさえ社会保険制度は破綻に瀕している（既に破綻していると言っている学者も多い）のに、年々増え続ける「うつ病」による休職者の増加、彼らへの傷病手当の支給によって崩壊へのスピードは加速されていると言っても過言ではないと思う。

なぜなら、

・日本の「うつ病」の患者数百万人の半分の五〇万人が現役のビジネスパーソン。
・その半分の二五万人が「うつ病」の悪化から退職。
・二五万人の退職者全員の傷病手当の申請が受理された。

この条件で、退職時の給与月額を平均五〇万円で計算をすると、年間で支払われることになる「傷病手当」の総額は、なんと、九九九九億円になる。嘘でもなんでもなく一兆円である‼

加えて、前に記した「うつ病」の最大の「予備軍」である日本の中間管理職の話に繋げると、仕事の現場を一番よく把握している年代が「うつ病」で休職をしてしまうと、指導役がいない会社が増えることになる。

若手の育成もできず、ひいては今以上の人材不足となり、日本の企業が立ちゆかなくなるのが目に見えている。

このように、放っておくと「うつ病」患者の増加が「国の制度」の面からも、「経済・

経営の実態」の面からも、それらが相まって国を滅ぼしかねない。

だからこそ、「うつ病」を生み出さない社会であり組織づくりが大事になってくる。

しかし、一足飛びに、そのような理想の社会・組織体制には持っていけない。

だから私は、まずは、うつ状態から、誤った診断により「うつ病」になってしまう人の数を減らし、不運にも「うつ病」になってしまった人が、一日も早く「うつ病」から帰還し、これまで以上に社会に貢献できるようになる、そんな流れを創る最初の一滴であり、そんな渦の最初のひと巻きになれればと思っている。

この本を出版した所以でもある。

「うつ病」は脳内の不均衡が引き起こす

「うつ病」は、脳内の神経伝達物質が不均衡状態になることが原因とされ、これらを正常にする薬物が有効とされている。

二つのメジャーな仮説がある。
・セロトニン仮説…「うつ病」ではセロトニン濃度が低下している可能性があるという仮説。

セロトニンは、落ち着きや平常心などに関わる物質で、これが不足すると、不安、恐怖感などが増し、「不安障害」を引き起こす。

そこで、「抗うつ薬」のうち、ＳＳＲＩ（選択的セロトニン再取り込み阻害薬）を使う。

・カテコールアミン仮説…脳内のノルアドレナリンが減少しているという仮説。

カテコールアミンは、集中、やる気、緊張などに関わる物質で、これが不足すると、やる気が出ないなどの「うつ病」「双極性障害」などになる可能性がある。

そこで、「抗うつ薬」のうちＳＮＲＩ（セロトニン・ノルアドレナリン再取り込み阻害薬）でノルアドレナリン濃度を上昇させる。

とされている。

また、川村則行院長の最近の著書『うつ病は「田んぼ理論」で治る』（ＰＨＰ研究所）によれば、「脳内での〝炎症〟説」がこのところ注目されているとある。

少し長いが引用する。

「うつ病では、神経伝達物質が減るだけでなく、脳の神経細胞自体にもダメージが及んでいます。神経細胞の多くが損傷によって死んでしまったり、萎縮《いしゅく》したりして、本来の機能を発揮できなくなっているのです。なぜこんなことになるのか。その原因として最近注目されているのが、脳内での『炎症』です。

炎症というのは、ケガや火傷《やけど》、感染などに対して生体内で起こる防御反応のこと。ケガをしたり火傷をしたりすると、その部分が赤く熱っぽくなって、ひりひり痛んできますね。これが炎症による症状です。（中略）

実は、脳の中でも、こういった炎症が起こっていることが、近年の研究で明らかになってきました。（中略）目に見えないごく小さな炎症です。通常のＭＲＩ（磁気共鳴画像）検査などでも撮影はできないくらいです。

ならば、どうして脳の中で炎症が起こっていることがわかるのだろう？と、不思議に思われるかもしれませんね。（中略）それは血液の中に、炎症の際に増える物質がたくさん見つかるからなのです。体にはケガや火傷や喘息など、炎症を起こしていそうなところが見当たらないのに、血液中には炎症に関係する物質がいっぱい出てきている。これはどうやら首から下ではなく、脳の中で炎症が起こっているに違いない……という解釈が成り立つわけです。

体の中で免疫を担当しているのは白血球ですが、脳の中では『マイクログリア』と呼ばれる細胞がその役割を担っています。この細胞が活性化すると、そこからいろいろな物質が放出されます。そして、それが脳の細胞にダメージを与えたり、炎症を悪化させたりすることがわかっています」

ということだ。

私は医療の分野に関しては全くの素人なので、ここで「うつ病」の薬について語るのは、いかがかとは思う。

専門書を見ていただくか、医師に相談した方がよいが、自分の体験としてあえて最後に記しておきたい。

私が最初に処方されたのは、まず、「パキシル」という薬で、新規抗うつ薬のうちのSSRI（選択的セロトニン再取り込み阻害薬）というタイプのものだ。

同じような効能の薬では、「デプロメール」とか「ルボックス」という名前のものもある。

比較的新しい薬で、それまで、「うつ病」の患者に出されていた「三環系」と呼ばれるものよりは副作用は少ないとされている。

ただ、どんな薬も使用する患者に合わなければ副作用はある。

パキシルは、消化器にその副作用の症状が出ることが多い。また、不眠などもあるが、どの本を読んでみても、「必ずしもその症状が現れるわけではない」とされている。

逆に言えば、現れる人も少なからずいるということだ。

そのほかにも、「トレドミン」、「サインバルタ」という薬も服用した。

こちらは同じ新規抗うつ薬でもＳＮＲＩ（セロトニン・ノルアドレナリン再取り込み阻害薬）で、気力減退ややる気のなさ、漠然とした不安を取り除くとされている。

医師が薬を処方するのは、その経験と患者の容体（かかったばかり➡一番しんどい時➡治り始め➡回復期……）によって考えるわけだが、この薬をいったいいつまで飲むのか？

副作用はどうなのか？　といった説明は、こと「うつ病」に限っていえば、現場ではほとんどなされていないような気がする。

少なくとも、私自身が川村院長に出会うまではそうであった。

「うつ病」にとって薬とはなんだろう？

読売新聞のコラムで以下のような記事があった。

「抗うつ薬は八割の患者に無意味⁉」

というかなり刺激的な見出しだ。

二〇一〇年、ペンシルバニア大学の研究チームが、「うつ病の症状が軽いか中程度の場合、抗うつ薬には効果がみられない」という報告書を出した。

抗うつ薬を使った患者と、有効成分を含まない偽薬（プラセボ、プラシーボともいう）を飲んだ患者の回復度を比較した結果、症状が軽いか中程度のグループでは、抗うつ薬とプラセボに患者の回復度の差がほとんどなかったという。

「これは『抗うつ薬』ですよ」

と、小麦粉を固めたものを渡しても、患者が信じれば回復に向かうことを表している。

いったい、「うつ病」にとっての〝薬〟とは何なのだろうか……。

日本薬学会の用語解説ページに「アドヒアランス」という言葉があった。

以下に引用する。

「『アドヒアランス』とは患者が積極的に治療方針の決定に参加し、その決定に従って治療を受けることを意味する。

従来、医療者は『医療者の指示に患者がどの程度従うか』というコンプライアンス概念のもと患者を評価してきた。したがってその評価は医療者側に偏り、医薬品の服用を規則正しく守らない『ノンコンプライアンス』の問題は患者側にあると強調されていた。しかし実際の医療現場では、コンプライアンス概念で乗り越えられない治療成功への壁が存在した。そこで、患者自身の治療への積極的な参加（執着心：adherence）が治療成功の鍵であるとの考え、つまり『患者は治療に従順であるべき』という患者像から脱するアドヒアランス概念が生まれた。（後略）」

医師と患者が連携して、治療していく。

この形こそが、「うつ病」にとっては理想的だと思う。

「うつ病」の患者にとっては、病気の時に積極的に何かを考える、行動するということは、とても大変なことなのだが、「治りたい」という意思があるならば、多少、無理をしても、医師との話し合いをもって（「うつ病」の患者にとっては、この「話し合い」こそが、ものすごく大変なことなのだが）、よりよい薬選びと服用法、そして、回復への時間軸を決めていって欲しい。

病院を訪ねるだけの気力があるなら、きっとそれは可能なことなのだと私は思う。

そして、やはり「うつ病」であるとの科学的・客観的な証明を可能にするために、血液検査、ＰＥＡ濃度測定検査などといった新たな検査手法の早急な確立であり、診断体制の整備が強く望まれる。

実は現在も「光トポグラフィー」という脳波検査がある。

これは保険適用となっているので検査は受けやすい。

ただ、実際に使ってみると、やはり識別が難しいという。

たとえば二〇人の被験者がいる。

そのうち医師の判断だと一九人が「うつ病」と診断されたが、光トポグラフィーでは八人しか識別できなかった。

この検査手法が不適切という話ではない。

この場合、あくまでも診断は医師の問診であり、光トポグラフィー検査は診断の補助的役割を担っている。それのみで病名が決まるわけではない。

それでも保険適用となっているのは、「ほかに手段がないから」ということだ。

判断の難しい病気!! 「うつ病」。

〝薬〟の多用で、この難敵から抜け出せなくなる前に、〝文学的〟な脈絡ではない、しっかりとした診断を受けて、早めの対処が必要だ!!

「うつ病」の診断・治療は変えられる!!

これまで、私の実体験をふまえて「うつ病」についていろいろな角度であり視点から述べてきた。

「うつ病」は、うっかりしていると、誰でも、ある日突然落っこちてしまう可能性がある

〝落とし穴〟のようなもので、「私は精神的に強いから大丈夫」とか「ストレスを感じたことがない」という人の前にも、その暗い虚無の穴は口をあけ、誰かが落ちてくるのをじっと待っている。

まずは、このことに気付いて欲しい。

そして、人生の中で、「うつ病」発の症状がたくさん出てくる場面に出くわしても、本当に「うつ病」なのかどうかは、自己判断ですぐに決めつけないで欲しい。

自分に合った病院、医師を見つけて、納得のいく診断結果を得てもらいたい。

そうは言ってもどういう医師がよくて、どこの病院に行ったらよいか迷うだろう。

今はネット社会で、情報はあふれるほどある。

すぐには、選ぶのは難しいかもしれないが、情報がない時代に比べれば、選択肢が増えていいことだとポジティブにとらえて、必死に、自分の条件に合った精神科医に突き当たるまで探し続けて欲しい。必ず〝セレンディピティ〟は訪れると信じて!!

少なくとも私は、必死に探すことで川村総合診療院に行き当たり、川村院長とめぐり会った。

実際、自分が体験すると精神科の現場が、内科、外科等に比べて、いかに古色蒼然としているところかがよくわかった。

進歩がとても遅いのだ。

それを恐れていると言ってもいいくらいだ。

確かに、どんな治療薬でも検査薬であっても承認されるまでには七、八年から十数年はかかる。

承認されればいい方で、治験の段階で効果の証明ができずに終わってしまう薬もたくさんある。

こと精神科に関して言えば、マイナーチェンジをしているとはいえ、診断基準の「DSM」が生まれたのは一九五二年、もう六十年以上前だ。

最新の「DSM-5」が二〇一三年から使用されているが、こんなに精神疾患が多い時代であるにもかかわらず、最新の診断手引きとは思えない。

「落ち込んでいれば『うつ病』」と、簡単に診断を下す医師もいるようだ。

もしかしたら、「適応障害」とか「不安障害」、「双極性障害」だったなんてことも充分にある。

これを「うつ病」と診断され、「抗うつ薬」を大量に処方されると、本当に「うつ病」への道をまっしぐらに突き進むことになる。

経験から言うと、「うつ病」であっても波があって、もうどうしようもなく落ち込んで、ベッドから起き上がれない日と、なんとか起きて外に出る気力がある日がある。

この外に出られる日に、きちんと病院を訪ねて検査を受け、最適な診断をしてもらう。

まず、これを最初にやって欲しい。

ここで焦って、私のように自らの判断で、入院とか、薬に頼った治療のみを選択したりすると、自分の人生に大きな悔いを残すことになりかねない。

私が「うつ病」と診断されてから、完全に回復したと自覚できるまで、二年半の時が流れていた。

私には、出口の見えない、辛く、暗く、とても長い時間であった。

しかし、この時間が無駄だったとは思わない。

人生に無駄なことなどない。

そこから、何ひとつ学ばなかった場合以外は!!

私は、この二年半の間に、ここまで書き連ねてきたように、「うつ病」になることでたくさんのことを学び、実践し、「うつ病」になる前以上にエネルギーあふれる個人であり経営者になれたと思っている。

「うつ病」になり、それを克服し、完全帰還を果たす過程で、人生のゴールも見えてきた。また、ゴールをするための強い肉体を手に入れ、そのための〝考え方〟と〝生き方〟を学び、体得した。

笑われるかもしれないが、「うつ病」になったことに心の底から感謝をしている。

こうした私の体験が、誰かが「うつ病」の深淵から脱出をすることの役に立ち、誤って深淵にはまってしまうことを寸前で救うことができれば、自らが「うつ病」から完全帰還したことの価値であり意味がより社会的に大きくなるのではないか。そう思うに至り、この度の体験を通した提言を発信することにした。

ここまで書き終わった段階で、それは、〝使命〟に昇華された気がする。

私を回復へと導いてくれた川村則行院長は、最近著『うつ病は「田んぼ理論」で治る』の中で、発症から回復までのプロセスを季節の経過にたとえ、「田んぼ理論」と名付けて展開している。

五段階のプロセスに沿って治療して行くというものだが、わかりやすい「本」であり、私を「うつ病」から完全帰還させてくれた理論が書かれているので、是非参考にして欲しい。

また、本書の発刊に際し、川村院長から、「村井さんが今、完治しておられる理由は、初回のうつ病発症であったこと、運動習慣のあったこと、薬物の服用を科学的指導を受け入れて行ったこと、もともと積極的な気質であったこと、であると思います」とのお言葉をいただいた。心から嬉しく改めて御礼申し上げたい。

「うつ病」はどこまで回復すれば、「治癒」と言えるのかが明確にはわからない〝病《やまい》〟である。

再発率は三～四割と言われている中、はっきり言えば「治癒」の基準がないのだ。「治癒」の基準が曖昧なのに、再発率もあったものではない。

だから、いわゆる「医学的に制御できている状態＝寛解」をもってしか、「治りましたよ、明日から薬は飲まなくてもいいですよ」とは言えないのだ。

この「治癒」がＰＥＡ濃度測定検査でわかるようになれば、患者本人も医師も治ったことが目に見える形で確認ができ、安心できると思う。

「うつ病」や精神疾患の診断や治療に、早く、より科学的・客観的な診断の基準であり基盤ができることを切に願っている。

そして、「うつ病」で苦しい思いをしている人、自分は「うつ病」ではないかと思い悩んでいる人は、今一度、その原因を探して、その責任を自らに帰して考えてみて欲しい。

原因がわかれば、それを解消すればいいだけの話だ。

その原因の責任が自らにあると思うことで、より能動的に解消に当たれる。

結果、原因は必ず解消される。


そして、自らにとっての〝水槽のピラニア〟でさえも「感謝の気持ち」の対象になることに気付けば、もう、誰も「うつ病」とは言えない、患う前と比べて何倍もポジティブでパワフルでエネルギッシュなあなたがそこにはいる。


「うつ病」は〝心の病気〟ではない。

人生最大の危機に際して、あなたを生命の危機から守るためにあなたの身体の防衛本能が正しく機能し、脳を機能不全に至らしめたのだ。

「脳」は延々と燃え上がっている。

まずは、最適な薬で（「運動」との併用が効果的）脳の炎上を止め、ものごとを考えたり、右に行くか左に行くかを決められる状況になったら、あなたは「うつ病」に至った原因を突き止め、解消をしなくてはならない。

その原因は、あなたが、それを自らの責任ととらえ、自らがその解消に向けてポジティブに動いた時にのみ解消する。

ここで、忘れてはいけないことがある。

脳の炎上を止める時、「うつ病」の原因を探る時、その責任を自らに帰す勇気を持つ時、そして、病気になる前以上にポジティブなあなたになる時に欠かせないものがあることだ。

それは、外に出て、定期的に「運動をする」という〝処方箋〟であり、それを継続して実践をすることである。

結果、時間の差はあれ、「うつ病」は身体の病気だから、必ず治る。

だから、絶対によくなる‼

また、「運動をする」ことで、絶対に、以前のあなたより、よくなる。

だから、「うつ病」になる前以上に、絶対によくなる‼

おわりに

奇跡の本だと思う。

四年半前、ある健康・医療情報サイトの編集責任者をリクルートの後輩から紹介され、「うつ病」関連分野の情報の充実を図りたいとの相談を受け、同じ大学の経済学部の後輩でもあったことから、**〝「うつ病」を克服した経営者が語る復活までの2年半の軌跡〟**と題するブログを半年間、二〇回にわたって連載をし、好評を博した。

何名かの読者から直接連絡をいただき、様々な形でコンタクトをとる中で、〝うつ病地獄〟から救うきっかけを作ることができたこと、同じように苦しんでいる人々が本当にたくさんいることを実感するに至り、**自らが「うつ病」から完全に帰還する過程で、学び、感じ、こうなれば善いなと思ったことを、真っすぐに世に問い、日本の「うつ病の未来」を明るいものにすべく、**出版を決意した。

しかし、これまで一四冊の拙書を出していただいた出版社を軒並み訪ねるも、「医療関連の本は、充分なエビデンスがないと難しいので……」と言われて、全て体よく断られた。

ならば、「最後は、自費出版でも構うものか‼」と元来の負けず嫌いの性格に火が付いた瞬間、今でも信じられない **〝セレンディピティ〟の連鎖**が始まった。

編集者の大久保龍也氏との奇跡的な出会いが全ての始まりだった。

出会ったのは一年前である。

彼も、「パニック障害」からの回復の仕上げに、町田憲繁氏が運営する筋トレジムに通い始めていた。私が出版への熱い想いを引き続き持っていることを知っていた町田氏は、ネットに上げた私の二〇回分のブログの原稿を彼に渡してくれていた。

驚いたことに、時を待たずして大久保氏の方から、それを編集した、明日にでも出版できそうな状態の原稿が届いた。

いくら実体験に基づくといっても、医療の世界に関わる本である。

それからは、二人の「うつ病」経験者の共同作業が始まった。取材先は数知れず、最新の価値ある情報が得られる場所であれば、二人してどこへでも出掛けた。お互いに、原稿を書き換えた回数は数知れない。

この過程で、二つ目の大きな驚きがあった。

彼もまた、長いこと「うつ病」と付き合う中で、上司から私と同じ川村総合診療院の川村則行院長を紹介され、「パニック障害」であることが判明し、今、まさに、"減薬"に取り組んでいたのだ。

そして彼は、このたび、柳鍼灸院の柳秀雄氏が主宰する「柳鍼灸院ランニングクラブ」に入会し、来年のホノルルマラソン完走を目指すことになった。

このように、もはや、この本の出版は〝偶然〟を超えた、〝必然〟以外の何ものでもなかった気がする。

多くの本の「おわりに」には、出版にあたっていろいろと無理を聞いてもらった編集者への労いの言葉が書き連ねてあるが、私は書かない。

なぜならこの本は、編集者である大久保龍也氏との共同作品であるからだ。

二人が納得して書き上げた本でもある。

だから、力を合わせて、一人でも多くの「うつ病」になりそうな人、「うつ病」になってしまい、先が全く見えなくなっている人、また、周りにそんな人々がいて、手を差し伸べたくてもそのすべを知らずに困り果てている人に買ってもらおうぜ!!

日本の「うつ病」の明るい未来のために!!

この言葉を大久保龍也氏に贈る。

【参考資料】

・読売新聞　二〇一八年三月十九日掲載「その医療　ホントに要りますか?」コラム「抗うつ薬は八割の患者に無意味!?」
・日本経済新聞　二〇一六年六月五日掲載「企業トップ自殺が映す現実」
・フィナンシャル・タイムズ　コラム
・日本経済新聞　二〇一六年一月十六日掲載「医出ずる国　国民病に負けるな④」
・『Forbes Japan』二〇一六年三月二十日号「見直すべき『運動』という名の処方箋」浦島充佳（東京慈恵会医科大教授）
・大橋由明「メタボロミクスによるうつ病血液分子マーカー探索のアプローチ」Medical Science Digest Vol. 40 5 2014
・『うつ病は「田んぼ理論」で治る』川村則行著・PHP研究所・二〇一九年

- 川村総合診療院ＨＰ
- 公益社団法人日本薬学会ＨＰ

そのほか関連医院、薬品会社ＨＰなど

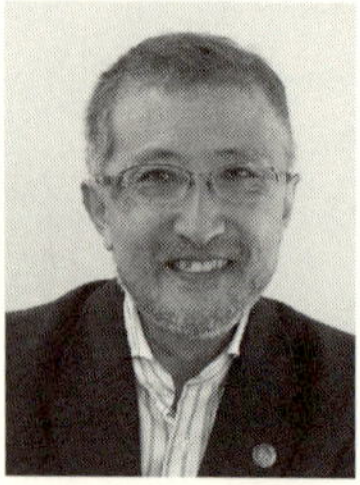

〈著者略歴〉

村井哲之（むらい・てつゆき）

広島大学 政治経済学部 経済学科卒。法政大学環境マネジメント研究科修士課程中退。リクルート、第二電電（現 KDDI）、環境経営戦略総研（現、㈱アイ・グリッド・ソリューションズ）代表取締役社長、事業構想大学院大学「電力自由化・地域エネルギー事業」研究員を経て、現在、株式会社エネルギーマネジメント総合研究所、株式会社村井流通経営研究所代表取締役、及び、一般社団法人ジャパン・フードバンク・リンク理事長。環境プランナー、第一種電気通信主任技術者。

株式会社村井流通経営研究所は、食品スーパーマーケットの日々の集客力を固有の「資産」と位置づけ、それを最大限活性化させる「業務改善後収益最大化サービス」を駆使し、これまでの1年半で、36社の食品スーパーにおいて、新たに9.2億円の収益を創出している。

株式会社エネルギーマネジメント総合研究所は、大手電力会社との間での電気代の最適化を実現する「電気契約最適化サービス」を通じて、これまでの2年で14社の食品スーパー、及び、食品メーカーにおいて、6億円の電気代の削減を実現している。最近では、食品スーパーを中核とする流通小売業（株式会社マムハートホールディングス／本社：津山市）では日本で初めて設立をした「美作国（ミマサカ）電力」を設立2カ月目での収益化に導いた。

一般社団法人ジャパン・フードバンク・リンクは加盟会員数では日本一のフードバンクを最大限活用した「食品ロス削減」推進団体である。今秋、一般社団法人ジャパン SDGs バンクに昇華を予定している。

【著書】

『コピー用紙の裏は使うな！』（朝日新書）
『コスト削減の教科書』（ダイヤモンド社）
『廃棄物ビジネスの変革者たち』（環境新聞社／共著）
『小売業の節電マニュアル』（商業界）
『電力の未来 2018-2027』（日経 BP ／共著）　他9冊

【近刊（予定）】

『マンガでわかる SDGs』（PHP エディターズ・グループ）（税別 1,200 円）（2019 年 9 月 20 日刊行予定）
『エネルギーの未来 2020-2035』（日経 BP ／共著）（税別 600,000 円）（2020 年 1 月末刊行予定）
『食品スーパーに未来はあるか！』（PHP エディターズ・グループ）

うつ病は「心の病気」ではない。だから絶対によくなる！
ある完全なる生還者の結論

2019年 9 月22日　第 1 版第 1 刷発行

著　者　村　井　哲　之
発行者　清　水　卓　智
発行所　株式会社ＰＨＰエディターズ・グループ
〒135-0061　江東区豊洲5-6-52
☎03-6204-2931
http://www.peg.co.jp/
印刷所
製本所　図　書　印　刷　株　式　会　社

ISBN978-4-909417-39-8

PHPエディターズ・グループの本

マンガでわかるSDGs

SDGsビジネス総合研究所 経営戦略会議 監修
サイドランチ 編集協力／河村万理 作画

静岡県にある株式会社大井川茶園での実例をもとに、マンガを通じてSDGsの概念や、特に中小企業における取り組み方についてわかりやすく解説。

定価 本体一、二〇〇円（税別）

PHPエディターズ・グループの本

うつ病は「田んぼ理論」で治る

心療内科医が見つけた、一番確かな治療法

川村則行 著

うつ病は、治る病気です！「血液でうつ病を診断する画期的な方法」を発見した医師が、「うつ病」の正しく確かな治し方を紹介する。

定価 本体一、四〇〇円（税別）

東京戦災記録スケッチ集
ほろびの街
昭和20年（1945）～21年（1946）

髙橋春人 著

昭和の公共ポスターの大御所であった髙橋春人。終戦直後のスケッチブックには東京の戦災風景が描かれていた！　未公開の107枚を収録した貴重な一冊である。

定価　本体三、五〇〇円（税別）